Menschen mit schweren psychischen Erkrankungen

Menschen mit schweren psychischen Erkrankungen
Catana Brown

Programmbereich Gesundheitsberufe

Wissenschaftlicher Beirat Programmbereich Gesundheitsberufe
Andrea Haid, Rorschach; Heidi Höppner, Berlin, Christiane Mentrup, Zürich;
Sascha Sommer, Bochum; Jürgen Steiner, Zürich; Birgit Stubner, Coburg;
Markus Wirz, Zürich; Ursula Walkenhorst, Osnabrück

Catana Brown

Menschen mit schweren psychischen Erkrankungen

Leitlinien der Ergotherapie Band 4

Deutschsprachige Ausgabe herausgegeben von Mieke le Granse

Aus dem Amerikanischen von Kim Roos
Unter Mitarbeit von Barbara Dehnhardt (Glossar)

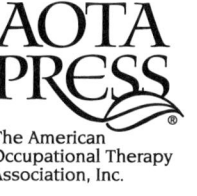

The American
Occupational Therapy
Association, Inc.

Mit freundlicher Unterstützung von ergotherapie austria

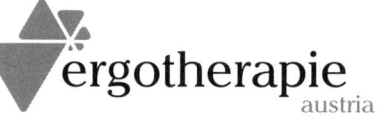

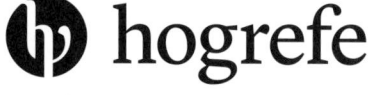

Catana Brown, PhD, OTR, FAOTA, Associate Professor, Midwestern University, College of Health Science, Glendale, AZ

The American Occupational Therapy Association, Inc.
4720 Montgomery Lane
Bethesda, MD 20814
301-652-AOTA (2682)
TDD: 800-377-8555
Fax: 301-652-7711
http://www.aota.org

Wichtiger Hinweis: DDer Verlag hat gemeinsam mit den Autoren bzw. den Herausgebern große Mühe darauf verwandt, dass alle in diesem Buch enthaltenen Informationen (Programme, Verfahren, Mengen, Dosierungen, Applikationen, Internetlinks etc.) entsprechend dem Wissensstand bei Fertigstellung des Werkes abgedruckt oder in digitaler Form wiedergegeben wurden. Trotz sorgfältiger Manuskriptherstellung und Korrektur des Satzes und der digitalen Produkte können Fehler nicht ganz ausgeschlossen werden. Autoren bzw. Herausgeber und Verlag übernehmen infolgedessen keine Verantwortung und keine daraus folgende oder sonstige Haftung, die auf irgendeine Art aus der Benutzung der in dem Werk enthaltenen Informationen oder Teilen davon entsteht. Geschützte Warennamen (Warenzeichen) werden nicht besonders kenntlich gemacht. Aus dem Fehlen eines solchen Hinweises kann also nicht geschlossen werden, dass es sich um einen freien Warennamen handelt.

Bibliografische Information der Deutschen Nationalbibliothek
Die Deutsche Nationalbibliothek verzeichnet diese Publikation in der Deutschen Nationalbibliografie; detaillierte bibliografische Daten sind im Internet über http://www.dnb.de abrufbar.

Anregungen und Zuschriften bitte an:
Hogrefe AG
Lektorat Gesundheitsberufe
z.Hd.: Barbara Müller
Länggass-Strasse 76
3000 Bern 9
Schweiz
Tel: +41 31 300 45 00
E-Mail: verlag@hogrefe.ch
Internet: http://www.hogrefe.ch

Lektorat: Barbara Müller
Bearbeitung: Mieke le Granse, Barbara Müller
Herstellung: Daniel Berger
Umschlagabbildung: © Katarzyna Bialasiewicz, iStockphoto
Umschlag: Claude Borer, Riehen
Satz: Claudia Wild, Konstanz
Druck und buchbinderische Verarbeitung: AZ Druck und Datentechnik GmbH, Kempten
Printed in Germany

Band 4: Dieses Buch ist eine Übersetzung aus dem Amerikanischen. Die Originalausgabe trägt den Titel:
Occupational Therapy Practice Guidelines for Adults With Serious Mental Illness

© 2012 by the American Occupational Therapy Association, Inc.
ISBN 978-1-56900-331-2
Library of Congress Control Number: 2012933474

1. Auflage 2018
© 2018 Hogrefe Verlag, Bern
(E-Book-ISBN_PDF 978-3-456-95782-1
ISBN 978-3-456-85782-4
http://doi.org/10.1024/85782-000

Inhaltsverzeichnis

Danksagung

The series editor for this Practice Guideline is

Deborah Lieberman, MHSA, OTR/L, FAOTA
Program Director, Evidence-Based Practice Staff
Liaison to the Commission on Practice American
Occupational Therapy Association Bethesda, MD

The issue editor for this Practice Guideline is

Marian Arbesman, PhD, OTR/L
President, ArbesIdeas, Inc.
Consultant, AOTA Evidence-Based Practice Project
Clinical Assistant Professor, Department of
Rehabilitation Science
State University of New York at Buffalo

The author acknowledges the following individuals
for their contributions to the evidence-based literature review:

Dana Logsdon, MS, OTR/L
Onda Bennett, PhD, OTR/L
Robert W. Gibson, PhD, MS, OTR/L
Lynn E. Jaffe, ScD, OTR/L

Mariana D'Amico, EdD, OTR/L, BCP
Rebecca Sissom, MHSOT, OTR/L
Margarita Ortiz-Serrano, MHSOT, OTR/L
Marian Scheinholtz, MS, OTR/L.

The author acknowledges and thanks the following
individuals for their participation in the content review and development of this publication:

Mariana D'Amico, EdD, OTR/L, BCP
Tina Champagne, OTD, OTR/L, CCAP
Christine Helfrich, PhD, OTR/L, FAOTA
Lynn Jaffe, ScD, OTR/L
Kathleen Kannenberg, MA, OTR/L, CCM
Deborah B. Pitts, PhD, OTR/L, BCMH, CPRP
Margaret (Peggy) Swarbrick, PhD, OT, CPRP
Tim Nanof, MSW
V. Judith Thomas, MGA Madalene Palmer

The author acknowledges and thanks the following
individual for her participation in the content deve-
lop- ment of a case description:

Linda T. Learnard, OTR/L

Geleitwort

Mieke le Granse

Vor Ihnen liegt eine der Praxisleitlinien aus der Reihe *The AOTA Practice Guidelines Series* des amerikanischen Berufsverbandes der Ergotherapie, der AOTA. Diese Reihe von Praxisleitlinien wurde entwickelt als eine Antwort auf die Veränderungen der Gesellschaft, des Gesundheitswesens und damit natürlich auch der Ergotherapie.

Durch diese Entwicklung von Praxisleitlinien erhofft man sich, die Qualität der ergotherapeutischen evidenzbasierten Angebote zu verbessern, die Zufriedenheit der Klienten zu erweitern, den Gewinn und Nutzen der Inhalte der Praxisleitlinien zu unterstützen und durch effektive und effiziente ergotherapeutische Angebote die Kosten im Gesundheitswesen zu reduzieren.

Viele amerikanische Experten aus der ergotherapeutischen Praxis, Lehre und Forschung haben diese AOTA-Praxisleitlinien entwickelt, um so eine hohe Qualität zu gewährleisten und fortlaufend die Praxisleitlinien zu aktualisieren oder neue zu entwickeln und herauszugeben. Sie bieten einen Überblick über den ergotherapeutischen Prozess und die dazugehörenden möglichen Interventionen bei einer Anzahl von Krankheitsbildern und beruhen alle auf der Perspektive von Evidence based Practice.

Ziel der AOTA ist, durch das Entwickeln von Praxisleitlinien, die Ergotherapeutinnen zu unterstützen, ihre Angebote zu verbessern und Entscheidungen zu erleichtern, sodass die ergotherapeutischen Angebote sich optimal dem Bedarf der Klienten und der Angehörigen der Berufsgruppe anpassen und für sie zugänglich sind. Daneben entspricht es der Intention der AOTA, nicht nur den Ergotherapeutinnen, sondern auch den Klienten, Studenten, Dozenten, Forschern, anderen professionelle Berufsgruppen und Dienstleistern wie Krankenkassen optimal begreifbar und verstehbar zu machen, was Ergotherapie zu bieten hat.

Und Ergotherapie hat viel zu bieten, sie ist die Expertin für das tägliche Handeln! Und damit wird sie immer mehr ein wichtiger Team Player im Gesundheitswesen. Ergotherapeutinnen sind überall präsent, zeigen ihre Bedeutung und ihren Einfluss in interprofessionellen Teams als Generalisten und Spezialisten. Die Ergotherapeutinnen, die wissenschaftlich arbeiten, werden immer mehr herausgefordert, Nachweise zu liefern für eine betätigungsorientierte Ergotherapie. Mit Hilfe der vielen wissenschaftlichen Nachweise sind Ergotherapeutinnen in der Lage, den Wert der von ihnen angebotenen Dienstleistungen zu rechtfertigen und ihre Qualität zu zeigen.

Für die Praxis bedeutet die Entwicklung und die Verwendung der Praxisleitlinien, dass es immer mehr signifikante Evidenz gibt für die zahlreichen Interventionen innerhalb des ergotherapeutischen Prozesses, welche die Betätigungsperformanz des Klienten effektiv verbessern. Dies bedeutet auch, dass Ergotherapeutinnen sach- und fachkundig sein müssen auf dem Gebiet der evidenzbasierten Forschungsergebnisse: Sie müssen sie verstehen und ethisch und angemessen anwenden können, um die Ergotherapie mit den besten Praxisansätzen durchführen zu können.

Diese Entwicklungen haben Auswirkungen auf die ergotherapeutische Ausbildung: die Dozenten sollten ihre Auszubildenden und Studierenden die aktuellsten evidenzbasierten Praktiken lehren, damit sichergestellt wird, dass sie gut vorbereitet werden auf eine evidenzbasierte Praxis. Durch den Einsatz von wissenschaftlicher Literatur im Unterricht kann man nicht nur den Wert der ergotherapeutischen Angebote legitimieren und argumentieren, sondern die Auszubildenden und Studierenden lernen, wie sie die Ergebnisse aus der wissenschaftlichen Literatur in der Praxis anwenden können.

Da diese Praxisleitlinien so wichtig sind für die Weiterentwicklung der Ergotherapie hat sich der Hogrefe Verlag entschieden, diese Praxisleitlinien übersetzen zu lassen durch Ergotherapie-Experten aus der Praxis, Lehre und Forschung aus Deutschland, Österreich und der Schweiz, und sie zu publizieren, damit auch die deutschsprachigen Ergotherapeutinnen profitieren können von dem schon erforschten Wissen der amerikanischen Kolleginnen.

So publiziert der Hogrefe Verlag im Herbst 2017 für die deutschsprachigen Länder die ersten vier Praxisleitlinien: Menschen mit Schlaganfall, Wohnraumanpassung, Menschen mit einer Autismus-Spektrum-Störung und Menschen mit schweren psychischen Erkrankungen.

Fast zeitgleich erscheint die erste deutsche Übersetzung des OTPF (Occupational Therapy Practice Framework: Domain and Process, 3rd Edition) inklusive vieler Praxisbeispiele aus den Settings und Bereichen der Ergotherapie.

Das *Framework der AOTA* (OTPF) dient als wichtige Basis für alle Praxisleitlinien. Es beschreibt das zentrale Konzept der Ergotherapie-Praxis (die Betätigungsperformanz) und die positive Beziehung zwischen Handeln, Gesundheit und Wohlbefinden. Das OTPF gibt einen Einblick über den Anteil der Ergotherapeutinnen, um gemeinsam mit ihren Klienten die Gesundheit zu verbessern, die Partizipation und soziale Teilhabe von Menschen zu erhöhen und Organisationen und Populationen durch Engagement im täglichen Handeln zu ermutigen. Diese dritte Ausgabe des OTPFs baut auf der ersten und zweiten Ausgabe auf und begründet sich auf den Uniform Terminology for Occupational Therapists (AOTA, 1994) und der International Classification of Functioning, Disability and Health (ICF; WHO, 2001).

Es folgen noch eine große Reihe von übersetzten Praxisleitlinien, folgende sind geplant:
· Neurodegenerative Krankheiten
· Erwachsene mit Sehschwäche
· Menschen mit Alzheimer-Krankheit und assoziierte neurokognitive Beeinträchtigungen
· Erwachsene mit Schädel-Hirn-Trauma
· Der ältere Mensch in der Gemeinde
· Autofahren und Mobilität für den älteren Menschen
· Arbeitsbedingte Erkrankungen
· Die frühe Kindheit: von Geburt bis 5 Jahre

· Kinder und Erwachsene mit Herausforderungen in Bezug zu sensorischer Verarbeitung und sensorischer Integration
· Psychische Gesundheitsförderung – Prävention und Intervention für Kinder und Jugendliche
· Rehabilitation bei Krebserkrankungen
· Musculoskeletale Krankheiten und Arthritis

Die Praxisleitlinien sind so aufgebaut, dass sie mit einer Einführung beginnen, in der Ziel und Zweck der Praxisleitlinien beschrieben wird und einer Kurzversion vom Gegenstandsbereich und Prozess der Ergotherapie. Danach folgt eine Darstellung des/der spezifischen Krankheitsbildes(er), gefolgt durch die Darstellung und Auseinandersetzung des ergotherapeutischen Prozesses (von Überweisung bis zu Evaluation, Intervention und Ergebnis). Ein weiterer Textteil umfasst die Best Practices und Zusammenfassungen der Evidenz und die Implikationen der Evidenz für die ergotherapeutische Praxis, Ausbildung und Forschung. Jede Praxisleitlinie hat verschiedene Anhänge, unter anderen eine sehr ausführliche Evidenztabelle, mit vielen Beispielen von überwiegend Forschungsartikeln (meist mit einem Evidenzlevel von I, II oder III), welche die auf Handeln und Partizipation basierte ergotherapeutische Interventionen in Bezug zu dem betreffenden Krankheitsbild darstellen.

Da die Praxisleitlinien übersetzt werden aus den Situationen der amerikanischen Ergotherapie, bedeutet dies, dass der Leser auch Inhalten begegnen wird, die vielleicht anders sind als man im eigenen Umgang gewohnt ist. Einerseits bereichert dies natürlich das eigene Vorgehen um neue Perspektiven, aber erfordert auch vom Leser den Transfer von den Praxisleitlinien zur eigenen Tätigkeit. Wo es notwendig erscheint, unterstützen Fußnoten der Übersetzerinnen, der Herausgeberin und des Lektorats diesen Transferprozess, um den Unterschied aufzuzeigen zwischen der amerikanischen Praxis und der ergotherapeutischen Praxis in den deutschsprachigen Ländern. Beispielsweise wird in den USA unterschieden zwischen den ausführenden Aktivitäten von Ergotherapeutinnen und Ergotherapie-Assistentinnen. Auch gibt es viele Unterschiede in den gesetzlichen Vorgaben und den Institutionen. Auch die verwendete Terminologie ist in der Übersetzung verschieden. So ist jeder Praxisleitlinie ein Glossar angehängt mit den wichtigsten Begriffen aus der Terminologie des OTPF.

Die Praxisleitlinien sind in der weiblichen Form geschrieben, wenn sie die Person im Singular ansprechen, da die Mehrheit der Ergotherapeutinnen Frauen sind, bei der Beschreibung der Klienten wechselt die Anrede. Selbstverständlich ist in jedem Fall das jeweilig andere Geschlecht miteinbezogen und gleichermaßen benannt.

Ein ganz großes Dankeschön geht an die Kolleginnen der Ergotherapie, die die unterschiedlichen Praxisleitlinien übersetzt haben und ihre Zeit, Engagement und Expertise eingebracht und geschenkt haben, um den Beruf weiterzuentwickeln und ihren Kollegen das umfassende Material und Wissen der Praxisleitlinien in ihrer eigenen Sprache zur Verfügung zu stellen. Ein weiteres großes Dankeschön gilt den Kolleginnen vom Hogrefe Verlag, Barbara Müller und Diana Goldschmid, die mit großem Einsatz unermüdlich dafür gesorgt haben, dass diese wichtige und höchst interressante Reihe an Praxisleitlinien publiziert werden.

Wir wünschen allen Lesern viel Inspiration beim Lesen der Praxisleitlinien und sind offen für Feedback, Verbesserungsvorschläge und Tipps.

„Wissen schafft Nutzen – wenn es erschlossen, in eine anwendbare Form gebracht und verbreitet wird. Erst dann ermöglicht es einen konstruktiven Austausch, der wiederum neues Wissen hervorbringt.", Vision Hogrefe Verlag.

Ihre Herausgeberin
Mieke le Granse

1 Einführung

1.1 Zweck und Verwendung dieser Veröffentlichung

Praxisleitlinien sind vielfach als Antwort auf die Gesundheitsreformbewegung in den Vereinigen Staaten entwickelt worden. Solche Leitlinien können ein nützliches Instrument sein, um die Qualität der Gesundheitsversorgung zu verbessern, die Zufriedenheit der Verbraucher zu steigern, den angemessenen Einsatz der Dienstleistungen zu fördern und die Kosten zu reduzieren. Der Amerikanische Ergotherapieverband (American Occupational Therapy Association, AOTA) der nahezu 150 000 Ergotherapeuten, Ergotherapie-Assistenten (siehe Anhang A) und Ergotherapie-Studenten vertritt, möchte Informationen bereitstellen, um Entscheidungen zu unterstützen, die ein hochqualifiziertes System der Gesundheitsversorgung fördern, das für alle erschwinglich und zugänglich ist.

Aus evidenzbasierter Perspektive unter Einbeziehung der Schlüsselkonzepte aus der dritten Auflage des *Occupational Therapy Practice Framework: Domain und Process* (OTPF: AOTA, 2014)[1] bietet eine solche Leitlinie einen Überblick über den ergotherapeutischen Prozess zur Behandlung schwerer psychischer Erkrankungen. Sie definiert den ergotherapeutischen Gegenstandsbereich und Prozess und die Interventionen, die innerhalb der Grenzen akzeptabler Praxis vorgenommen werden. Diese Leitlinie behandelt nicht alle Methoden der Versorgung, die möglich sind; sie empfiehlt zwar einige spezifische Methoden der Versorgung, aber welche der möglichen Interventionen angemessen ist für die Gegebenheiten einer bestimmten Person oder Gruppe, für ihre Bedürfnisse und die verfügbare Evidenz, beurteilt letztendlich die Ergotherapeutin[2].

Mit dieser Publikation möchte der AOTA Ergotherapeuten und Ergotherapie-Assistenten und auch denjenigen, die die Kosten tragen oder die ergotherapeutischen Dienstleistungen regeln, helfen, den Beitrag der Ergotherapie zur Behandlung psychischer Erkrankungen. Diese Leitlinie kann ebenfalls als Empfehlung für Leistungserbringer und Heimleiter aus dem Gesundheitsbereich, Gesetzgeber für Gesundheit und Ausbildung, Kostenträger und Pflegeorganisationen dienen. Informationen zu ausgewählten Diagnosen und Abrechnungsmodalitäten für Evaluation und Intervention finden sich in Anhang B.

Diese Publikation kann angewandt werden, um:
- Ergotherapeuten und Ergotherapie-Assistenten zu helfen, sich mit externen Institutionen über ihre Behandlung auszutauschen;
- Praktikern in anderen Gesundheitsberufen, Fallmanagern, Klienten, Familien und Angehörigen und Heimleitern aus dem Gesundheitsbereich bei der Entscheidung zu helfen, ob eine Überweisung zur Ergotherapie angemessen ist;
- Kostenträger bei der Entscheidung zu unterstützen, ob medizinische Notwendigkeit für Ergotherapie gegeben ist;

---

[1] Beachten Sie bitte: Die vorliegende Guideline beruht noch auf der Version des OTPF von 2008 (AOTA). Das einführende Kapitel wurde aus dem Framework von 2014 übernommen. Dies betrifft vor allem die „Aspekte des ergotherapeutischen Gegenstandsbereichs, Ergotherapie als Prozess und die Abbildungen. Eine Anfrage des Lektorats (Juli 2017) an die AOTA hat ergeben, dass bislang keine neue Auflage der Guideline vorgesehen ist. So hat das Lektorat in Abstimmung mit der Herausgeberin entschieden, den Lesern die neue Version des OTPF zur Verfügung zu stellen. Es mag der Diskussion und Anregung dienen. (Anm. des Lektorats)

---

[2] Personenbezeichnungen der Ergotherapie im Singular stehen in diesem Dokument in weiblicher Form, im Plural in der allgemeinen männlichen Form. Sie gelten selbstverständlich auch für das jeweilige andere Geschlecht.

- Gesetzgebern, Kostenträgern, Bundes-, Landes- und lokalen Agenturen zu helfen, die Fähigkeiten und die Fertigkeiten von Ergotherapeuten und Ergotherapie-Assistenten zu verstehen;
- Planungsteams in Sozial- und Gesundheitsdiensten zu helfen, die Notwendigkeit von Ergotherapie festzustellen;
- Entwicklern von Gesundheitsprogrammen, Verwaltungen, Gesetzgebern, Landes- und kommunalen Agenturen und Kostenträgern zu helfen, das Spektrum ergotherapeutischer Dienstleistungen zu verstehen;
- Forschern, Ergotherapeuten, Ergotherapie-Assistenten, Programmauswertern und -analysten in diesem Praxisbereich zu helfen, Ergebnismessinstrumente festzulegen, die die Effektivität von ergotherapeutischer Intervention analysieren;
- Bewertern von Planung, Ausbildung und Gesundheitsfinanzierung zu helfen, die Angemessenheit von ergotherapeutischer Intervention für Erwachsene mit schweren psychischen Erkrankungen zu verstehen;
- Politikern, Gesetzgebern und Organisationen zu helfen, den Beitrag zu verstehen, den Ergotherapie zu Gesundheitsförderung, Programmentwicklung und Gesundheitsreform leisten kann und
- ergotherapeutischem Lehrpersonal zu helfen, angemessene Curricula zu entwerfen, die die Rolle der Ergotherapie für Erwachsene mit schweren psychischen Erkrankungen einbeziehen.
- Klienten der Ergotherapie zu helfen, die Tiefe und Breite des Wissens und der Dienstleistungen zu verstehen, die im Rahmen der Wohnraumanpassung zu erhalten sind.

Die Einführung dieser Leitlinien erläutert im Folgenden kurz den Gegenstandsbereich und den Prozess der Ergotherapie. Dann folgt eine detaillierte Beschreibung des ergotherapeutischen Prozesses. Darin finden sich auch Zusammenfassungen von Ergebnissen systematischer Evidenzreviews aus wissenschaftlicher Literatur zu Interventionen nach der besten ergotherapeutischen Praxis. Die Anhänge schließlich enthalten Tabellen zu Methoden (Anhang C) und Evidenz (Anhang D) für den Review.

1.2 Gegenstandsbereich und Prozess der Ergotherapie

Die Fachkompetenz von Ergotherapeuten[3] liegt in ihrem Wissen über Betätigung und wie das Betätigen genutzt werden kann, um zu Gesundheit und Teilhabe zuhause, in der Schule, am Arbeitsplatz und in der Gemeinde beizutragen.

Die Delegiertenversammlung des AOTA nahm 2013 das *Occupational Therapy Practice Framework: Domain und Process (3rd ed.; AOTA, 2014)* an. Auf der Grundlage der ersten und zweiten Ausgabe des *Occupational Therapy Practice Framework: Domain und Process* (AOTA, 2002, 2008), der früheren *Uniform Terminology for Occupational Therapy* (AOTA, 1989, 1994) und der *International Classification of Functioning, Disability and Health* (ICF; WHO, 2001) der WHO legt das *Framework* den Gegenstandsbereich des Berufes und den darin enthaltenen Therapieprozess dar.

1.2.1 Gegenstandsbereich

Der *Gegenstandsbereich* eines Berufes gliedert dessen Wissensbereich, seinen gesellschaftlichen Beitrag und seine intellektuellen oder wissenschaftlichen Aktivitäten. Der Gegenstandsbereich der Ergotherapie richtet sich darauf, anderen zur Teilhabe an alltäglichen Aktivitäten zu verhelfen. Der übergeordnete Begriff, den der Beruf zur Beschreibung von alltäglichen Aktivitäten nutzt, ist *Betätigung*. Wie im *Framework* dargelegt, arbeiten Ergotherapeuten und Ergotherapie-Assistenten zusammen mit Personen, Organisationen und Populationen (Klienten), damit diese sich an Aktivitäten oder Betätigungen, die sie tun möchten oder tun müssen, so beteiligen können, dass Gesundheit und Partizipation unterstützt werden (siehe **Abb. 1-1**). Ergotherapeuten benutzen Betätigung sowohl als erwünschtes Ergebnis der Intervention als auch als Methode für die Intervention selbst; Ergotherapeuten[4] sind erfahren darin, die subjektiven und die objektiven Aspekte von Performanz zu erfassen, und sie verstehen Betätigung aus dieser zweifachen, aber

---

3 *Ergotherapeuten* sind für alle Aspekte der ergotherapeutischen Behandlung verantwortlich und zuständig für die Sicherheit und Effektivität des ergotherapeutischen Behandlungsprozesses. *Ergotherapie-Assistenten* behandeln ergotherapeutisch unter der Supervision von und in Partnerschaft mit einem Ergotherapeuten (AOTA, 2009).

4 Wenn hier der Begriff *Ergotherapeuten* gebraucht wird, sind sowohl Ergotherapeuten als auch Ergotherapie-Assistenten gemeint.

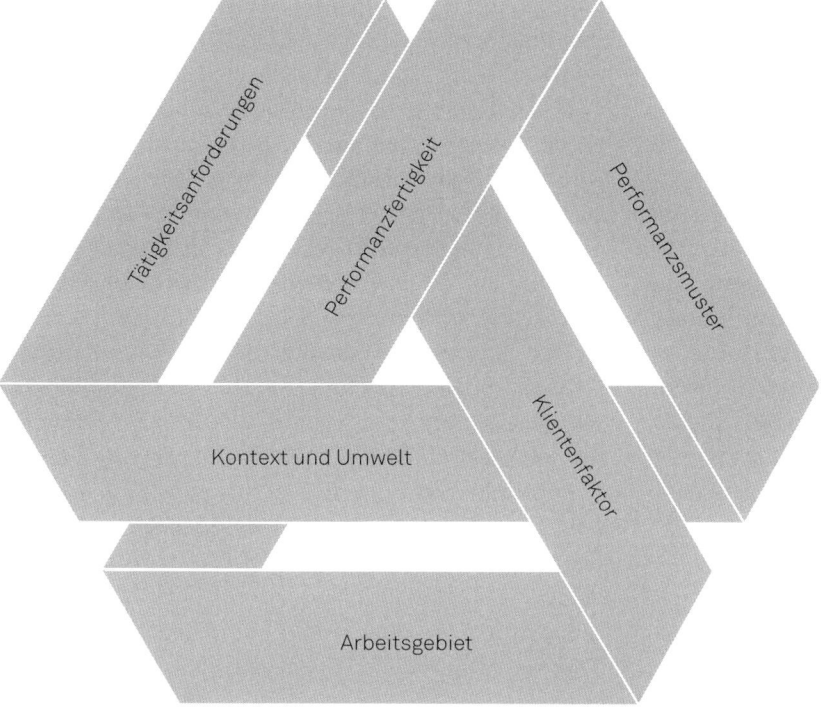

Abbildung 1-1: Ergotherapeutischer Gegenstandsbereich
Zur Beachtung. ADLs = Aktivitäten des täglichen Lebens. IADLs = Instrumentelle Aktivitäten des täglichen Lebens. Quelle: Occupational Therapy Practice Framework: Domain und Process (3rd ed. S. 55) des Amerikanischen Ergotherapieverbandes, 2014, American Journal of Occupational Therapy, 68 (Suppl. 1) S1–S48. Abdruck mit freundlicher Genehmigung.

dennoch ganzheitlichen Sicht. Die übergeordnete Aufgabe, Gesundheit, Wohlbefinden und Teilhabe am Leben durch Beteiligung an Betätigung zu unterstützen, umreißt den Gegenstandsbereich des Berufes, und sie betont, wie wichtig der Einfluss von Umwelt- und Lebensbedingungen darauf ist, wie Menschen ihre Betätigungen ausführen. Schlüsselaspekte des ergotherapeutischen Gegenstandsbereiches werden in **Tabelle 1-1** definiert.

1.2.2 Prozess

Viele Berufe nutzen den Prozess der Evaluation, Intervention und Outcome, der im *Framework* dargestellt wird. Die Anwendung dieses Prozesses durch die Ergotherapie ist jedoch durch seine Fokussierung auf Betätigung einzigartig (siehe **Abb. 1-2**). Der Prozess klientenzentrierter ergotherapeutischer Behandlung beginnt üblicherweise mit dem Betäti-

Tabelle 1-1: Aspekte des ergotherapeutischen Gegenstandsbereichs

Betätigung	Klientenfaktoren	Performanz-fertigkeiten	Performanz-muster	Kontext und Umwelt
Aktivitäten des täglichen Lebens (ADLs)*	Werte, Überzeugungen und Spiritualität	Motorische Fertigkeiten	Gewohnheiten	Kulturell
			Routinen	Personbezogen
Instrumentelle Aktivitäten des täglichen Lebens (IADLs)	Körperfunktionen	Prozessbezogene Fertigkeiten	Rituale	Physisch
	Körperstrukturen		Rollen	Sozial
Ruhe und Schlaf		Soziale Interaktionsfertigkeiten		
Bildung				Zeitlich
Arbeit				Virtuell
Spiel				
Freizeit				
Soziale Teilhabe				

*auch als Basisaktivitäten des täglichen Lebens (BADLs) oder personbezogene Aktivitäten des täglichen Lebens (PADLs) bezeichnet. Quelle. Occupational Therapy Practice Framework : Domain und Process (3rd ed. S. S4) des Amerikanischen Ergotherapieverbandes, 2014, American Journal of Occupational Therapy, 68 (Suppl. 1) S1–S48. Abdruck mit freundlicher Genehmigung.

gungsprofil, einer Erhebung der Betätigungsbedürfnisse, -probleme und -anliegen des Klienten und der Analyse der Betätigungsperformanz. Zu letzterer gehören Fertigkeiten, Muster, Kontext und Umwelt, Aktivitätsanforderungen und Klientenfaktoren, die zur Zufriedenheit des Klienten mit seiner Fähigkeit, an wertgeschätzten Alltagsaktivitäten teilzunehmen, beitragen oder sie behindern. Die Analyse von Betätigungsperformanz erfordert nicht nur, die komplexe und dynamische Interaktion zwischen Klientenfaktoren, Performanzfertigkeiten, Performanzmustern und Kontext und Umwelt zu durchschauen, sondern auch die Aktivitätsanforderungen der ausgeführten Betätigung. Therapeuten planen die Intervention und setzen sie mit vielerlei Ansätzen und Methoden um, bei denen Betätigung sowohl das Mittel als auch der Zweck ist (Trombly, 1995).

Ergotherapeuten überprüfen ständig die Effektivität der Intervention und die Fortschritte auf die vom Klienten erwünschten Ergebnisse. Von der Gesamtsicht auf die Intervention hängt die Entscheidung ab, ob letztere fortgeführt oder beendet und eine Überweisung an andere Gesundheitsdienstleister oder -berufe empfohlen wird.

Der Prozess der Dienstleistung wird innerhalb des Gegenstandsbereiches des Berufes zur Unterstützung von Gesundheit und Partizipation des Klienten angewandt (siehe **Tab. 1-2**).

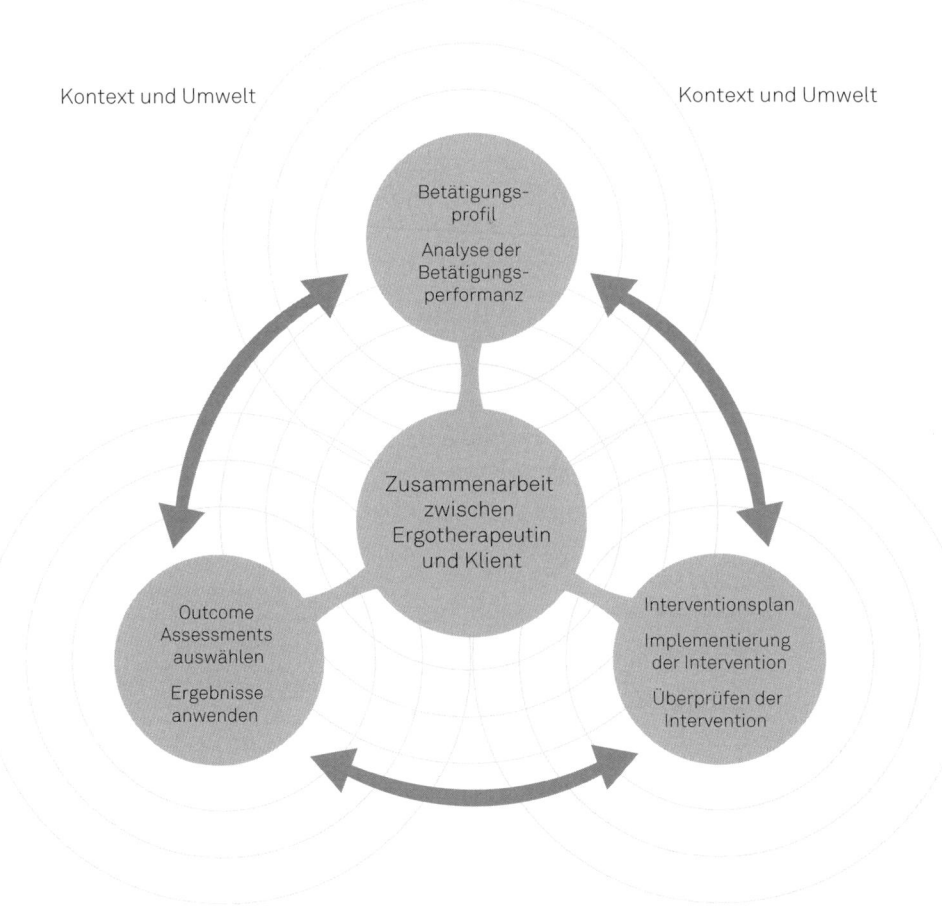

Abbildung 1-2:
Ergotherapeutischer Prozess
Quelle: *Occupational Therapy Practice Framework: Domain und Process* (3rd ed. S. 55) des Amerikanischen Ergotherapieverbandes, 2014, American Journal of Occupational Therapy, 68 (Suppl. 1) S1-S48. Abdruck mit freundlicher Genehmigung.

Tabelle 1-2: Prozess der ergotherapeutischen Dienstleistung

Evaluation
Betätigungsprofil – Der erste Schritt im Evaluationsprozess, durch den die Betätigungsvorgeschichte und Erfahrungen des Klienten, seine Alltagsmuster, Interessen, Werte und Bedürfnisse klar werden. Ebenso werden die Gründe deutlich, warum der Klient zur Ergotherapie kommt, seine Stärken und Sorgen in Bezug auf die Ausführung von Betätigungen und alltäglichen Aktivitäten, Bereiche möglicher Störungen, Unterstützungen und Barrieren sowie seine Prioritäten.
Analyse der Betätigungsperformanz – Der Schritt im Evaluationsprozess, mit dem die Stärken und Probleme oder potentielle Probleme des Klienten genauer herausgefunden werden. Die derzeitige Performanz wird oft direkt im Kontext beobachtet, um Unterstützung bzw. Barrieren bei der Performanz des Klienten festzustellen. Performanzfertigkeiten, Performanzmuster, Kontext oder Umwelt, Klientenfaktoren und Aktivitätsanforderungen werden alle bedacht, aber nur bestimmte Aspekte werden möglicherweise genauer untersucht. Angestrebte Ergebnisse werden festgelegt.
Intervention
Interventionsplan – Der Plan leitet die Maßnahmen, die zusammen mit dem Klienten entwickelt und dann vorgenommen werden. Er beruht auf ausgewählten Theorien, Bezugsrahmen und Evidenz. Anzustrebende Ergebnisse werden bestätigt.
Umsetzung der Intervention – Aktionen, die die Performanz des Klienten beeinflussen und unterstützen, um seine Performanz und Partizipation zu verbessern. Interventionen beziehen sich auf die erwünschten Ergebnisse. Die Reaktion des Klienten wird überwacht und dokumentiert.
Überprüfung der Intervention – Überprüfung des Interventionsplans und der Fortschritte im Hinblick auf die angestrebten Ergebnisse.
Anstreben von Ergebnissen
Ergebnisse – Erfolgsdeterminanten beim Erreichen des erwünschten Endresultats des ergotherapeutischen Prozesses. Die Informationen aus dem Outcome Assessment leiten die Planungen zukünftiger Maßnahmen mit dem Klienten und evaluieren das Interventionsprogramm (Programmevaluation).

Quelle : *Occupational Therapy Practice Framework: Domain and Process* (3rd ed., p. S10), by American Occupational Therapy Association, 2014, *American Journal of Occupational Therapy, 68*(Suppl. 1), S1–S48. http://dx.doi.org/10.5014/ajot.2014.682006. Copyright © 2014 by the American Occupational Therapy Association.

2 Überblick zu schweren psychischen Erkrankungen bei Erwachsenen

2.1 Hintergrund

Ca. 26 % der Amerikaner leiden an einer psychischen Erkrankung. Das größte Leiden trifft jedoch 6 % der Amerikaner, da bei ihnen eine schwere psychische Erkrankung diagnostiziert werden kann (National Institute of Mental Health [NIMH], 2010). Die Praxisrichtlinie richtet sich an diese schwerbetroffene Gruppe. Die häufigste Ursache einer Beeinträchtigung in den Vereinigten Staaten sind schwere psychische Erkrankungen. Menschen mit einer schweren psychischen Erkrankung zählen zu jener Gruppe Behinderter, bei der die Aufnahme einer beruflichen Tätigkeit am unwahrscheinlichsten ist. Dabei liegt die Arbeitslosenquote schätzungsweise zwischen 32 % und 62 % (in Abhängigkeit von der Studie, Cook, 2006).

Es gestaltet sich schwierig, den Begriff einer „schweren psychischen Erkrankung" zu definieren und birgt komplexe politische, wirtschaftliche und soziale Konsequenzen in sich. Die Definitionen unterscheiden sich sowohl in der klinischen Literatur als auch in der Gesetzgebung. Ungeachtet dessen, basieren Begriffserklärungen typischerweise auf einer Kombination aus der Diagnose, Funktionsbeeinträchtigungen und der Krankheitsdauer. Eine der ältesten Definitionen stammt vom National Institute of Mental Health aus dem Jahr 1987. Diese Definition einer „*schweren* psychischen Erkrankung" setzt eine nichtorganische Psychose bzw. Persönlichkeitsstörung mit einer Mindestdauer von zwei Jahren voraus, bei der Funktionsbeeinträchtigungen auftreten. Der Alcohol, Drug Abuse and Mental Health Reorganization Act (SAMSHA, 1993, P. L. 103 – 321) forderte von der Substance Abuse Mental Health Services Administration (SAMSHA; Epstein, Barker, Vorburger, & Murtha, 2002) die Entwicklung einer operationalen Definition des Begriffes einer „schweren psychischen Erkrankung". Die SAMSHA hat eine Gruppe aus Sachkundi-gen zusammengestellt, die *Menschen mit einer schweren psychischen Erkrankung* wie folgt definiert haben:

Eine Person (1) ist mindestens 18 Jahre alt und (2) hat derzeit bzw. während des vergangenen Jahres eine diagnostizierbare mentale Verhaltens- bzw. emotionale Beeinträchtigungen von hinreichender Dauer, die den diagnostischen Kriterien innerhalb der [Diagnostic and Statistical Manual of Mental Disorders, 4th ed., text rev.; DSM-IV; American Psychiatric Association, 2000] bzw. deren [International Classification of Diseases, Ninth Revision, Clinical Modification; ICD-9-CM] äquivalenten (und folgenden) Revisionen entspricht. Ausgenommen davon sind die DSM-IV"V[5]"-Codes Substanzmissbrauch und Entwicklungsstörungen, es sei denn, sie treten in Verbindung mit einer anderen diagnostizierbaren schweren psychischen Erkrankung auf. (SAMHSA, 1993, S. 29, 422 – 29, 425, Kursivschrift ergänzt)

Eine Beratergruppe der SAMHSA schlug vor, die Begrifflichkeit *schwere Beeinträchtigung* als Beeinträchtigung gemäß Evaluation der Global Assessment of Functioning (GAF) bei einem Skalawert von 60 einzustufen (Endicott, Spitzer, Fleiss & Cohen, 1976). Die Skalenwerte der GAF gründen auf klinischen Studien mit Richtlinien und Beispielen für jeden der 10 Punkte. Danach deutet ein Skalenwert von 91-100 auf höchste Funktionalität in einem breiten Aktivitätsspektrum hin. Ein Skalenwert von 51-60 bezeichnet mäßige Schwierigkeiten in einem sozialen beruflichen wie auch schulischen Umfeld. Der Bereich von 0-10 Skalenpunkten bezeichnet das anhaltende Unvermögen, einer minimalen Körperpflege nachzukommen. In einer Definition der Preadmission Screening and Resident Review (PEASRR), die Menschen in Pflegeeinrichtungen einordnen soll, wird jede psychische Störung, außer Demenz, als schwere

---

5   Seit 2013 wird die DSM-V genutzt.

psychische Erkrankung klassifiziert, sofern eine signifikante Funktionsstörung die Folge ist (Linkins, Lucca, Housman, & Smith, 2006). Der Begriff „schwere psychische Erkrankung" wird üblicherweise verwendet, um zu bestimmen, ob die Gesetze der Mental Health Parity Anwendung finden (Peck & Scheffler, 2002). Allgemein gesprochen verlangt das Mental Health Parity von Versicherungsunternehmen die gleiche Deckung, sowohl bei physischen als auch bei psychischen Störungen. Drei verschiedene Formulierungen existieren in der staatlichen Parity-Gesetzgebung: *ein breites Spektrum der psychischen Erkrankung*, *schwere psychische Erkrankung* und *biologisch bedingte psychische Erkrankung*. Das breite Spektrum psychischer Erkrankung ist die umfassendste Bezeichnung und schließt alle Störungen ein, die in der DSM-IV gelistet worden sind. Zehn Staaten benutzen die Begrifflichkeit des *breiten Spektrums psychischer Erkrankung*, während vier dieser Staaten bestimmte Diagnosen, im Allgemeinen Kindheitsstörungen wie Lernbeeinträchtigungen und Substanzmissbrauch, ausschließen. Die meisten anderen Staaten bedienen sich der engeren Formulierung *schwere psychische Erkrankung* und *biologisch bedingte psychische Erkrankung*. Dazu zählen die häufigsten Diagnosen wie Schizophrenie/schizoaffektive Erkrankung, bipolare Störung, Depression, Zwangsstörung und Panikstörung. Obgleich sich die Spezifika im Hinblick auf die Definition einer schweren psychischen Erkrankung unterscheiden mag, werden einzelne Aspekte aus den klassischerweise beschriebenen Richtlinien und Evaluationsmethoden von den Staaten und Agenturen für psychische Gesundheit angewandt, um zu bestimmen, wem ein Anspruch zusteht.

2.2 Klassifizierung der schweren psychischen Erkrankungen

Eine psychiatrische Diagnose kann eine große Variabilität individueller Auswirkungen zeigen, denn eine Diagnose allein hat eine geringere Vorhersagekraft für den funktionellen Status als Faktoren wie der Schweregrad der Symptome (Bottlender, Strauss, & Möller, 2010) und kontextabhängige Gesichtspunkte wie finanzielle Belange und Sozialhilfe (Bybee, Mowbray, Oyserman, & Lewandowski, 2003). Nichtsdestotrotz resultieren spezielle Diagnosen eher in einer erheblichen Beeinträchtigung in der Betätigungsperformanz und fallen eher unter den Begriff einer schweren psychischen Erkrankung, wenn die Diagnose konkretisiert worden ist.

Schizophrenie/schizoaffektive Erkrankungen werden im Allgemeinen als schwere psychische Erkrankung anerkannt, da sie – verglichen mit anderen psychischen Erkrankungen – den höchsten Grad an Beeinträchtigung zur Folge haben (Ali, 2009). Die Diagnose einer Schizophrenie setzt einen Zeitraum voraus, der von psychotischen Symptomen wie Halluzinationen sowie Wahnvorstellungen und/oder desorganisierten Symptomen wie Denkstörungen geprägt ist. Die Schizophrenie wird im Allgemeinen von negativen Symptomen begleitet wie Affektverflachung, sozialem Rückzug und Antriebslosigkeit (die Schwierigkeit, Dinge in Angriff zu nehmen). Obwohl die positiven Symptome einer Psychose und Desorganisation diese Störung typisieren, sind es die negativen Symptome, die einen größeren Einfluss auf die Lebensfunktion haben (Mileu, Ho, Arnd, & Andreason, 2005). Obgleich eine kognitive Beeinträchtigung nicht zu den diagnostischen Kriterien zur Bestimmung einer Schizophrenie zählt, existieren umfangreiche Forschungsarbeiten, die belegen, dass die kognitive Beeinträchtigung häufig bei einer Schizophrenie auftritt und einen grundlegenden Hinweis auf schwachen Funktionsstatus darstellt (Tandon, Nasrallah, & Keshavan, 2009). Schizoaffektive Erkrankungen inkludieren Gemütsstörungen und haben entweder eine manische oder eine depressive Ausprägung.

Eine *bipolare Störung* ist eine Gemütsstörung, welche durch manische Abschnitte charakterisiert wird. Gegebenenfalls treten Phasen der Depression auf. Während der manischen Abschnitte erleben die Menschen Stimmungshochs; Energieschübe, während derer sie kaum Schlaf benötigen; Rededrang; impulsives Verhalten und teilweise Größenwahn (APA American Psychiatric Association, 2000). Probleme im Berufsleben (zum Beispiel Arbeitslosigkeit) sind bei bipolaren Erkrankungen – sogar im Falle einer Remission – weit verbreitet. Sie stehen in einem Zusammenhang mit dem Grad an kognitiver Beeinträchtigung (Sanchez-Moreno et al., 2009).

Die Diagnose einer *schweren Depression*, auch unipolare Depression genannt, setzt depressive Phasen voraus, während derer keine manischen Abschnitte auftreten. Depressive Phasen werden durch eine depressive Stimmung typisiert; Schlaf- und Essstörungen; mangelndes Interesse an angenehmen Aktivitäten und – gelegentlich – Suizidgedanken (APA, 2000). Obgleich psychotische Symptome auftreten können, sind sie eher bei der Schizophrenie bzw. einer bipolaren Erkrankung angesiedelt. Menschen mit einer schweren Depression haben im Gegensatz zu Menschen mit einer Schizophrenie und bipolaren Erkrankungen eine größere Chance auf Verbesserung im Hinblick auf soziale Fähigkeiten, sofern die akuten Symptome nachlassen (Furukawa et al., 2010).

Es ist wesentlich anzumerken, dass eine schwere psychische Erkrankung gleichzeitig mit einer Substanzabhängigkeit, einem Trauma und/oder Persönlichkeitsstörungen auftreten kann. In einem solchen Fall sollte eine schwere psychische Erkrankung nicht in Isolation behandelt werden; stattdessen sollte die Ergotherapeutin eine ganzheitlich ausgerichtete und umfassende Herangehensweise in Betracht ziehen, die auch andere relevante Praxis-Modelle berücksichtigt.

2.3 Recovery-Modell

Für Menschen mit einer schweren psychischen Erkrankung sind jene Methoden geeignet, die vom Ansatz des Recovery-Modells ausgehen. Wie in der New Freedom Commission on Mental Health (2003) geschrieben steht, fand die Kommission nach einer einjährigen Studie, Recherche und Durchsicht von Gutachten heraus, dass die Heilung einer psychischen Beeinträchtigung nun eine realistische Chance birgt. Das Versprechen der New Freedom Initiative – ein Leben für jedermann in der Gesellschaft – kann realisiert werden.

2004 hat die SAMHSA ein Gremium aus Anbietern, Bedarfsträgern, Familien, Anwälten und anderen Interessengruppen zusammengestellt, um die Rehabilitation bei einer psychischen Erkrankung zu definieren. Dabei wurden zehn fundamentale Komponenten identifiziert:

1. *Selbststeuerung* – Eine Person mit einer psychischen Erkrankung sollte primärer Entscheidungsträger in eigenen Belangen und im eigenen Leben sein.
2. *Individuell und personenzentriert* – Jeder Mensch erfährt seinen Weg der Rehabilitation einzigartig.
3. *Empowerment* – Die Person mit einer psychischen Erkrankung erlangt Kontrolle über das eigene Schicksal und beeinflusst aktiv Kontextmerkmale, die das eigene Leben beeinträchtigen.
4. *Ganzheitlich* – Heilung beinhaltet alle Aspekte des persönlichen Lebens wie den Körper, den Geist und die Seele.
5. *Nichtlinear* – Die Heilung ist kein geradliniger Prozess, sondern von Rückschlägen geprägt, die einen positiven Lernprozess zur Folge haben.
6. *Stärkenbasiert* – Der Fokus bei der Heilung liegt nicht auf der Beeinträchtigung, sondern konzentriert sich auf die individuellen Stärken.
7. *Rückhalt durch Peers* – Menschen profitieren von der gegenseitigen sozialen Unterstützung durch Peers.
8. *Respekt* – Menschen mit einer psychischen Erkrankung sollten akzeptiert und geschätzt werden. Die eigene Akzeptanz sollte gefördert werden.
9. *Verantwortung* – Menschen mit einer psychischen Erkrankung tragen die Verantwortung für das eigene Leben.
10. *Hoffnung* – Die Rehabilitation erkennt das Potenzial des Einzelnen und hat die Vision einer positiven Zukunft mit einer Teilhabe am gesellschaftlichen Leben.

Diese Komponenten stehen im Einklang mit einer klientenzentrierten und betätigungsorientierten Ergotherapie. Ergotherapeuten sind bestrebt, die Klienten auf eine Weise zu unterstützen, wodurch sie ihr eigenes Potenzial maximieren und in einer Gesellschaft ihrer Wahl ein vollwertiges Leben führen können. Gleichzeitig können einige Aspekte des Recovery-Modells, wie das Aufgeben der Kontrolle über den Therapieverlauf, die Anerkennung des Richtigen sowie das Lernen aus Fehlern im Leben, für den Ergotherapeuten unangenehm erscheinen. Jene Aspekte der Rehabilitation, die das größte Unbehagen für den Therapeuten hervorrufen, sind vor allem die Komponenten, die dem Menschen und seinen Entscheidungen den größten Respekt beimessen und aufrichtig das Gefühl der individuellen Qualifikation fördern. Wahrhafte Qualifikation bedeutet, dass der Mensch mit einer schweren psychischen Erkrankung den Entscheidungsträger während der Intervention und in seinem Leben verkörpert. Ergotherapeuten befürworten beispielsweise nicht das Rauchen. Falls sich jedoch ein Klient situativ während der Therapie dafür entscheidet, zu rauchen – während er ergotherapeutische Unterstützung im Finanzmanagement erhält – kann die ergotherapeutische Intervention in der Form erfolgen, dass über den Einsatz von Coupons gesprochen wird und dass eine Produktauswahl getroffen wird, um die Ausgaben für Zigaretten zu minimieren.

Die ergotherapeutische Praxis steht im Einklang mit dem Fokus des Recovery-Modells – der Teilhabe am sozialen Leben. Die vorliegende Praxisrichtlinie und wissenschaftlichen Fragestellungen haben die Literatur im Hinblick auf Teilhabe kritisch beurteilt. Sie sind relevanter Bestandteil der gemeinwesenorientierten Praxis, indem Ergotherapeuten idealerweise Bereiche wie Arbeit, Schule und Leben in der Gesellschaft ansprechen können. Außerdem gibt es noch wichtige Aufgaben von Ergotherapie im stationären Bereich. Ergotherapeuten wurden beispielsweise in die Entwicklung der sensorischen Integration und sensorische Integrationstherapie involviert, mit dem Ziel, Rückzug und Zwänge zu reduzieren (Champagne & Stromberg, 2004). In einem Dokument der National Association of State Mental Health Program Directors (Huckshorn, 2005) wurden Sinnesräume als Kernstrategie anerkannt, um Rückzug und Zwänge abzuschwächen. Zahlreiche existierende Dokumente und Internetquellen brachten zusätzliche Leitfäden für die Implementierung einer rehabilitationsorientierten Praxis hervor.

3 Der ergotherapeutische Prozess bei Erwachsenen mit schwerer psychischer Erkrankung

Der ergotherapeutische Prozess von Menschen mit schweren psychischen Erkrankungen umfasst Evaluation, Intervention und Outcome mit dem Fokus auf individueller Betätigungsperformanz, Adaption, Gesundheit und Wohlbefinden, Teilhabe an der Gesellschaft, Lebensqualität, Rollenkompetenz, Selbstanwaltschaft und Recht auf Betätigung (AOTA, 2008b), ist jedoch nicht begrenzt auf diese Aspekte. Obgleich sich die Ergotherapie oftmals auf Klientenfaktoren und Kontexte konzentriert, gilt die Betätigungsperformanz als oberstes Ziel. Die Therapiearbeit beginnt ab dem Zeitpunkt, wenn die Klienten Schwierigkeiten haben mit Beteiligung an Betätigung und der Teilnahme an Aktivitäten des täglichen Lebens. Die Evaluation umfasst die Beschaffung, Interpretation und Verbindung relevanter Informationen von Vergangenheit und Gegenwart der Betätigung und Teilhabe des Klienten, sowie gewünschte zukünftige Betätigung und Teilhabe.

Interventionen der Ergotherapie werden individuell gestaltet und orientieren sich an einer Verbesserung der gewünschten und erwarteten Betätigungsperformanz und Teilhabe. Erreicht werden soll dies mit der Einführung von klienten-, aktivitäten- und umweltorientierten Interventionen und Abläufen. Bei der Entwicklung einer Intervention beachten die Therapeuten stets die Dynamik der Umweltfaktoren und des Kontextes, in dem der Klient sich betätigen möchte. Die Ergotherapie überwacht den Verlauf der Therapie aus Sicht des Klienten, bewertet und modifiziert den Interventionsplan und misst den Erfolg anhand der Ergebnisse, die für den Einzelnen relevant und bedeutsam sind.

Die Ergotherapie selbst ist ganzheitlich und klienten- bzw. familienorientiert, unter Berücksichtigung der dynamischen Interaktion individueller Fähigkeiten und Fertigkeiten in der realen Umgebung des Klienten. Die Ergotherapie ist fortlaufend in Bewegung, ist dynamisch und interaktiv, und deklariert Beteiligung an Betätigung sowohl als Methode als auch als gewünschtes Ziel des Prozesses.

3.1 Überweisung

Der Grund für eine Überweisung zu einer Ergotherapie variiert und hängt oft von der Situation ab. Der konsultierte Psychiater gibt im stationären Bereich wie in staatlichen Krankenhäusern, in Krankenhäusern für Veteranen (VA[6]), in privaten psychiatrischen Krankenhäusern, in Maßregelvollzugskliniken und in öffentlichen Krankenhäusern mit angeschlossener Psychiatrie den Anstoß für eine derartige weitere Intervention. In der Gemeinde sind die Initiatoren vielfältig: Fallmanager, Pfleger und Schwestern, Reha- und Arbeitsberater. Vielfach kann sich der Klient auch selbst überweisen. Üblicherweise erfolgen Überweisungen auch über Gemeindeprogramme für psychische Gesundheit, Vereinsheime, Förderprogramme, Verbraucherorganisationen und gestützte Arbeits-/Wohn-/Bildungsprogramme.

Eine Überweisung kann mit der Erwartung erfolgen, dass eine ergotherapeutische Evaluation durchgeführt wird mit dazugehörigen Angeboten. Alternativ kann eine Überweisung in Richtung einer Beratung erfolgen, wobei eine Evaluation mit Empfehlungen für andere Anbieter erfolgt. So kann die Ergotherapeutin beispielsweise eine Überweisung zu einem Supported Employment ausstellen, wobei der Thera-

---

6 Veterans Association

peut dem Rehabilitations-Berater, Job Coach und/ oder Arbeitgeber Handlungsempfehlungen für bestimmte Arbeitsplätze aufzeigt.

3.2 Evaluation

3.2.1 Betätigungsprofil

Hintergrund des Betätigungsprofils ist die Analyse und Identifikation des Klienten hinsichtlich seiner Bedürfnisse und Befürchtungen, um herauszufinden, inwieweit diese Einfluss auf seine Betätigungsperformanz haben. Informationen über das Betätigungsprofil werden mittels formaler und informeller Gespräche mit Klienten und anderen involvierten Personen erhoben. Gespräche des Therapeuten mit dem Klienten versetzen den Therapeuten in die Lage, einen Einblick in das Zeitmanagement des Klienten zu bekommen, zu sehen, welchen Aktivitäten der Klient nachgeht, wie die Umwelt des Klienten funktioniert und wie der Klient sozialisiert ist. Darüber hinaus kann festgestellt werden, inwieweit seine Umwelt das Betätigungsverhalten des Klienten unterstützt oder beeinträchtigt. Die Übergänge des ergotherapeutischen Prozesses bei der Profilerstellung sind fließend und entwickeln sich über die Zeit. Wenn die Ergotherapeutin im Rahmen von weiterführenden Evaluationen und Interventionen zusätzliche Informationen erlangt, wird das Betätigungsprofil aktualisiert und erweitert. Um das Betätigungsprofil abzubilden, sind die folgenden Schritte erforderlich:
· Identifizierung des Klienten
· Überweisungsgrund.

Mithilfe von Interviews bzw. Checklisten unterstützt die Ergotherapeutin den Klienten bei der Eruierung gegenwärtiger Belange in Bezug auf das Ausführen von Betätigungen in allen Lebensbereichen. Dies ist ein kritischer Teil bei der Evaluation und kann im Verlauf des Rehabilitationsprozesses überdacht werden, da der Klient einen tieferen Einblick in sein Betätigungsprofil erhält und physische wie auch kognitive Veränderungen erfährt, die in einer neuen beziehungsweise veränderten Frage bezüglich der fokussierten Intervention münden. Assessments im Sinne des Canadian Occupational Performance Measure (COPM; Law et al., 1998) können dabei behilflich sein, klientenzentrierte Ziele hinsichtlich der Ausführung von Betätigung zu setzen (Jenkinson, Ownsworth, & Shum, 2007; Phipps & Richardson, 2007; Trombly, Radomski, & Davis, 1998). Die Administration des COPM und ähnlicher Assesmentinstrumente bedürfen ausgeprägter Fähigkeiten bei der Gesprächsführung. Menschen mit einer schweren psychischen Erkrankung haben Schwierigkeiten damit, ihre Bedürfnisse zu kommunizieren und/oder haben Hemmungen dabei, andere an persönlichen Informationen teilhaben zu lassen. Um das Betätigungsprofil anfertigen zu können, muss die Ergotherapeutin Fähigkeiten aufweisen im Aktiven Zuhören. Mit Blick auf die Perspektive des Recovery-Modells sollte die Ergotherapeutin dem Klienten respektvoll begegnen und ihn als Experten für sein eigenes Leben wertschätzen.

Betätigungsbereiche eruieren, die als erfolgreich eingestuft werden können und jene, die Probleme oder Risiken bergen: Auf Grundlage der Belange, Ziele und Bestrebungen des Klienten identifiziert die Ergotherapeutin mögliche motorische, kognitive und verhaltensbezogene Beeinträchtigungen sowie Umwelteinflüsse und Unterstützung, die auf die Betätigungsperformanz einwirken.

Wesentliche Aspekte der Vergangenheit in Bezug auf das Betätigungsverhalten des Klienten erörtern: Zu wesentlichen Aspekten zählen Lebenserfahrungen (zum Beispiel medizinische Eingriffe, beruflicher Werdegang, berufliche Präferenzen), die Betätigungen im Rahmen von Rollen, Interessen und frühere Betätigungsmuster, die dem Leben des Klienten einen Sinn verliehen. Diese Erfahrungen prägen das Betätigungsverhalten eines Menschen und beeinflussen, wie Menschen Betätigungen und Alltagssituationen meistern. Das Occupational Performance History Interview-II (OPHI-II; Kielhofner et al., 2004) gilt als Werkzeug, um an Informationen über die Vergangenheit des Klienten in Bezug auf Betätigung zu gelangen. Die OPHI-II besteht aus einem komplexen Fragenkatalog (mit möglichen Variationen von Fragen), der die Vergangenheit des Klienten und seine Lebensgeschichte beleuchtet. Es handelt sich dabei um ein quantitatives Punktesystem und eine qualitative Beschreibung der Lebensgeschichte. Ennals und Fossey (2007) fanden heraus, dass das OPHI-II die klientenzentrierte und betätigungsbasierte Praxis im Fallmanagement für psychische Gesundheit fördert.

Die Prioritäten des Klienten bestimmen und gewünschte Ergebnisse: An vielen Stellen während der Ergotherapie werden Ergotherapeutin und Klient bzw. dessen Familie diskutieren und die Ziele priorisieren, um die Evaluation und Intervention des Therapeuten an die gewünschten Ergebnisse des Klienten bzw. dessen Familie anzupassen. Den Klienten ganz und gar zu verstehen, gehört zu einem Prozess, der sich über die Zeit hinweg vervollständigt. Die Ergotherapeutin trägt während des gesamten Prozesses Informationen zusammen. Darüber hinaus ist es sinnvoll, den Klienten in seiner realen Umgebung, in der er sich betätigt, zu beobachten. Es fördert die Informationsdichte hinsichtlich der Erstellung des Betätigungprofils. Werkzeuge wie der Volitionsbogen (Chern, Kielhofner, de las Heras & Magalhaes, 1996[7]) sind insofern sinnvoll, als dass sich der Beobachtungsprozess strukturieren lässt und Daten über Menschen zugängig werden, die sonst aufgrund eines mangelnden verbalen Kommunikationsvermögens verborgen blieben. In anderen Fällen können kreative Medien wie Poesie, Kunstwerke beziehungsweise Fotos einen Beitrag zur Evaluation leisten. So kann die Ergotherapeutin den Klienten beispielsweise darum bitten, ein Bild zu malen, das die individuellen Hoffnungen und Träume für die Zukunft abbildet. Das Betätigungsprofil wird erstellt, um Interventionsstrategien festzulegen, die auf die gewünschten Ziele abzielen. In der Praxis der psychischen Gesundheit arbeitet die Ergotherapeutin in der Regel in einem Team aus Psychiatern, Berufsberatern, Sozialarbeitern, Psychologen und/oder Pflegekräften. Es ist wichtig, dass die Ergotherapeutin im ständigen Dialog mit allen Teammitgliedern ist, damit der passende Ansprechpartner auf die speziellen Bedürfnisse des Klienten eingehen kann.

3.2.2 Analyse der Betätigungsperformanz

Die Ergotherapeutin zieht Informationen aus dem Betätigungsprofil heran, um sich auf spezifische Bereiche der Betätigung zu konzentrieren, die im Hinblick auf den Klienten als relevant angesehen werden. Das Betätigungsprofil identifiziert ferner die reale Welt, in der diese Tätigkeit auftritt. Die Ergotherapeutin beobachtet beispielsweise den Klienten und die Art und Weise, wie er in einer natürlichen bzw. fast uneingeschränkten Umgebung agiert (sofern dies möglich ist) und beachtet dabei die Effektivität der Performanzfertigkeiten des Klienten (zum Beispiel Antrieb und Praxis, Sinneswahrnehmung, Kognition, emotionale Regulierung, Kommunikation und Sozialisierung) und die Betätigungsmuster (zum Beispiel: Gewohnheiten, Routinen, Rituale, Rollenverteilungen):

- Spezifische Assessments (siehe **Tab. 3-1**) und Evaluationsmethoden auswählen, die jene Faktoren identifizieren und messen, die in einem Zusammenhang zur Betätigungsperformanz stehen und dahingehend die Performanz des Klienten beeinflussen können. Diese Einschätzungen können den Fokus auf der Körperstruktur und den physischen Funktionen, der Performanzfertigkeit und der Teilhabe an der Gesellschaft haben.
- Bewertungsdaten interpretieren und herausstellen, was die Betätigungsperformanz fördert bzw. hemmt.
- Eine Hypothese bezüglich der Betätigungsperformanz des Klienten aufstellen und konkretisieren (zum Beispiel zugrunde liegende Beeinträchtigungen und Begrenzungen in Performanzfertigkeiten identifizieren, die die Betätigungsperformanz in vielerlei Hinsicht beeinflussen können, zum Beispiel eine Gedächtnisschwäche, die sich auf die morgendliche Hygiene, den Haushalt, die Arbeitstätigkeit und die soziale Interaktion auswirken).
- In Zusammenarbeit mit dem Klienten und gegebenenfalls mit der Familie Ziele aufstellen, die auf die gewünschten Ergebnisse des Klienten gerichtet sind.
- Mögliche Herangehensweisen für die Intervention identifizieren und auf bewährte Methoden und Nachweise zurückgreifen und diese mit dem Klienten und/oder dessen Familie diskutieren.
- Den Evaluationsprozess dokumentieren und die Ergebnisse mit den betreffenden Teammitgliedern und wohnortnahen Instanzen kommunizieren.

3.2.3 Betätigungsbereiche

Während des Assessments der Person mit einer schweren psychischen Erkrankung sollten alle Betätigungsbereiche in Betracht gezogen werden. Depressionen und andere Symptome, wie Antriebslosigkeit, können zu einer Vernachlässigung der Aktivitäten des täglichen Lebens führen (ADLs; Dunlop, Manheim, Song, Lyons, & Chang, 2005). Viele Menschen entwickeln eine schwere psychische Erkrankung im Jugendalter bzw. jungen Erwachsenenalter. Dies greift ein auf das typische Aneignen von instrumentellen Alltagsaktivitäten (IADLs; Walker, Kestler, Bollini, & Hochman, 2004). Längere Zeiträume der Institutionalisierung in Krankenhäusern oder kleineren Gruppen können den Erwerb von IADLs behindern. Obgleich während der Evaluation oftmals stiefmütterlich behandelt, haben Ruhe- und Schlafstörungen eine Schlüsselfunktion bei Stimmungsschwankungen und sind häufig ein Problem bei Schizophrenie und anderen psychischen Erkran-

---

7 Hier ist eine neue Version publiziert (2007). Die Autoren sind de las Heras, Geist, Kielhofner & Lich.

Tabelle 3-1: Ausgewählte Assessments für Ergotherapeuten bei Erwachsenen mit einer schweren psychischen Erkrankung

Assessment*	Zweck
Assessment bzgl. des Betätigungsprofils	
Canadian Occupational Performance Measure (COPM; Law et al., 1998)	Interview im Hinblick auf die Zufriedenheit des Klienten auf seine Betätigungsperformanz
Kawa-Fluss-Modell (Iwama, 2005)	Kulturell sensible Methode, um eine Person in seiner Umgebung zu erfassen mit einem Fluss als Metapher
Occupational Circumstances Assessment Interview Rating Scale (OCAIRS; Forsyth et al., 2005)	Interview, um die Adaption von Betätigung zu bewerten
Occupational Performance History Interview-II (OPH-II; Kielhofner et al., 2004)	Interview auf 5 thematischen Gebieten: Betätigungsrollen, Tagesablauf, Betätigungsverhalten, Wahl von Aktivitäten/ Betätigung und einschneidende Erlebnisse im Leben
Assessment der Betätigungsbereiche	
Modified Interest Checklist (Kielhofner & Neville, 1983)	Identifiziert aktuelle und vergangene Interessen zu Freizeitaktivitäten
Kohlman Evaluation of Living Skills (KELS; Thompson, 1992)	Evaluiert 17 Lebensfähigkeiten mittels Interview und simulierten Handlungen
Leisure Satisfaction Scale (Beard & Ragheb, 1980)	Stellt Bedürfnisse heraus, die mittels der Teilnahme an Freizeitaktivitäten befriedigt worden sind
Performance Assessment of Self Care Skills (PASS; Holm & Rogers, 1999)	Einschätzung der Betätigung von 26 ADLs und IADLs, in einer Heimversion und einem klinischen Umfeld
Rabideau Kitchen Evaluation (Neistadt, 1992)	Evaluiert Kochfertigkeiten und Sicherheit in der Küche, wobei 40 Schritte der Zubereitung von einfachem Essen überprüft werden
Test of Grocery Shopping Skills (TOGSS; Brown, Rempfer, & Hamera, 2009)	Die Genauigkeit und Effizienz beim Lebensmitteleinkauf in einem realen Geschäft feststellen
UCSD Performance-Based Skills Assessment (UPSA; Patterson, Goldman, McKibbin, Hughs, & Jeste, 2001)	Einschätzen der Betätigung in Bezug auf die haushaltliche Aktivitäten, Kommunikation, Geldtransfers und die Planung von Freizeitaktivitäten
Work Behavior Inventory (Bryson, Bell, Lysaker, & Zito, 1997)	Lagebeurteilung, die es ermöglicht, Verhaltensweisen am Arbeitsplatz zu messen
User's Guide to Worker Role Interview (WRI; Braveman et al., 2005)	Befragung und Beobachtung bzgl. der Kompetenzen einer Person
Assessment der Betätigungsfertigkeiten	
Adolescent/Adult Sensory Profile (Brown & Dunn, 2002)	Ein Selbstbericht über Präferenzen in der Sinneswahrnehmung mittels Einstellskalen, die die sensorische Empfindlichkeit, die Tatsache, Empfindungen zu vermeiden, die verminderte Auffassungsgabe und das Suchen von Reizen misst
Allen Cognitive Level Test (ACL; Allen et al., 2007)	Bewältigung einer Lederschnüraufgabe als Screening-Mittel, um das kognitive Level auf Basis von Allen's Model der kognitiven Beeinträchtigung zu messen
Assessment of Communication and Interaction Skills (ACIS; Forsyth, Salamy, Simon & Kielhofner, 1998)	Beobachtungsinstrument, welche die Stärken und Schwächen in der Kommunikation und Interaktion im Alltag der Person herausstellt
Assessment of Motor and Process Skills (AMPS; Fisher, 2001)	Assessment motorischer und prozess-bezogener (Denk-)Fähigkeiten bei ADLs
Executive Function Performance Test (Baum, Morrison, Hahn, & Edwards, 2003)	Wählt 4 IADLs aus (Kochen, Telefonieren, Medikamentenmanagement und Begleichen von Rechnungen), um die Exekutivfunktionen zu beurteilen

Assessment*	Zweck
Loewenstein Occupational Therapy Cognitive Assessment (Katz, Itzkovich, Averbuch, & Elazar, 1989)	Beurteilt die Orientierung, visuelle und räumliche Wahrnehmung, visual-motorische Organisation und Denkstrukturen
Multiple Errands Test (Shallice & Burgess, 1991	Beurteilt die Exekutivfunktion mittels Ausführen verschiedener Aufgaben (strategisch) in einer reellen Umgebung: ein Einkaufszentrum
Test of Everyday Attention (Robertson, Ward, Ridgeway, & Nimmo-Smith, 1994)	Testet die selektive, anhaltende, wechselnde und geteilte Aufmerksamkeit durch 8 Alltagsaufgaben
Toglia Category Assessment (Toglia, 2005)	Bedient sich eines dynamischen Assessmentprozesses durch das Sortieren von Plastik-Geschirr nach Größe, Farbe und Art, um Kategorisierung bzw. Konzeptualisierung zu messen
Ways of Coping Checklist, Revised (Folkman & Lazarus, 1988)	Checkt Bewältigungsstile und unterscheidet zwischen adaptiven und ineffektiven Bewältigungsmethoden
Assessment von Klientenfaktoren	
Empowerment Scale (Rogers, Chamberlin, Ellison, & Crean, 1997)	Beobachtung von 5 Dimensionen des Empowerment: Selbstwirksamkeit, Kraft, gesellschaftlicher Aktivismus, gerechter Zorn und Optimismus
Hope Scale (Snyder et al., 1991)	Erfahrungsbericht über Hoffnungen
Volitional Questionnaire (Chern, Kielhofner, de las Heras, & Magalhaes, 1996)	Stellt die persönliche Motivation und Umgebungseinflüsse auf diese Motivation fest
Assessment von Kontext und Umwelt	
ETHNIC Framework (Levin, Like, & Gottlieb, 2000)	Kritische Fragen zu kulturellen Aspekte
Recovery Assessment Scale (O'Connell, Tondora, Evans, Croog, & Davidson, 2005)	Erfasst das Vermögen einer Person, sich mit Lebenszielen zu befassen, zur Mitwirkung, zur Vielfalt bei Interventionsoptionen, Auswahl und individuell zugeschnittener Betreuung
Recovery Enhancing Environment Measure (Ridgway, 2005)	Misst die Faktoren in der Umgebung, in welcher dem Klienten Dienstleistungen zukommen, um ein Umfeld zu kreieren, das die Rehabilitation unterstützt
Work Environment Scale (Moos, 1994)	Misst die Übereinstimmung zwischen dem Menschen und der sozialen Umwelt bei der Arbeit

* Diese Assessments sind bis zum Erscheinen der Original- Ausgabe 2012 aufgenommen. Der AOTA ist vom Hogrefe Verlag zu einer Revision angefragt worden, jedoch wird es absehbar keine neue Auflage geben. Assessments ab 2012 sind in die Liste demnach nicht enthalten.

Beachte: ADLs _ activities of daily living; IADLs _ instrumental activities of daily living; USCD _ University of California, San Diego; ETHNIC _ Explanation, Treatment, Healers, Negotiate, Intervention, Collaboration.

kungen (Becker, 2006). Menschen mit einer schweren psychischen Erkrankung sind häufig arbeitslos, obwohl sie arbeiten möchten (Cook, 2006). Eine begrenzte Bildung kann Schwierigkeiten bei der Suche nach einer erhofften Arbeit bedingen (Megivern, Pellerito, & Mowbray, 2003). Die Freizeitgestaltung und soziale Teilhabe sind oft eingeschränkt. Menschen mit einer schweren psychischen Erkrankung verbringen ihre Freizeit häufig allein und führen passive Aktivitäten aus (Leufstadius & Eklund, 2008).

Bei der Auswahl eines Assessments ist es wichtig, das geeignete Assessment zu berücksichtigen. Viele Assessments basieren auf Selbstauskünften oder der Beurteilung von Informationsträgern (zum Beispiel Betreuer oder Experten auf dem Gebiet psychischer Krankheiten), die einseitig verfälscht sein können (Keefe, Poe, Walker, Kang, Harvey, 2006). Menschen neigen dazu, eigenen Problemen nicht die nötige Aufmerksamkeit entgegen zu bringen. Informationsträger dagegen sind nur unzureichend vertraut mit dem

Leben eines Erwachsenen mit einer schweren psychischen Erkrankung, um eine genaue Darstellung zu liefern. Aus diesem Grund geben handlungsbasierte Assessments potenziell eine genauere Darstellung über das Vermögen des Klienten, Tätigkeiten aus verschiedenen Betätigungsbereichen auszuüben (Harvey, Velligan, & Bellack, 2007). Eine Selbstauskunft bleibt jedoch eine wichtige Komponente bei der Evaluation. Einige gesellschaftliche Aspekte (zum Beispiel Zufriedenheit, Lebensqualität) erfordern die Ich-Perspektive und – wie bereits im Abschnitt „Betätigungsprofil" diskutiert – die persönliche Wahrnehmung des eigenen Alltags und gelten als relevante Information. Einige handlungsbasierte Assessments können praktischer sein als andere. So gibt es beispielsweise handlungsbasierte Assessments für ADLs, IADLs und die Arbeit, Assessments für Schlaf und Freizeit basieren in erster Linie auf der Selbstauskunft.

3.2.4 Performanzfertigkeiten

Die Evaluation des Einzelnen mit einer schweren psychischen Erkrankung inkludiert offene und schleichende Faktoren, die die Performanz beeinflussen können. *Performanzfertigkeiten* ist jenes Vermögen, das Klienten durch die Handlungen, die sie erbringen, demonstrieren: „Ergotherapeuten beobachten und analysieren die Performanzfertigkeit, um die Transaktionen unter zugrunde liegenden Faktoren zu verstehen, die Betätigungsperformanz fördern bzw. hemmen" (AOTA, 2008b, S. 639)[8]. Die fünf Bereiche der Performanzfertigkeit:
- beziehen sich auf Motorik und Umsetzung in Handlung
- betreffen die Sinneswahrnehmung, die kognitive Verarbeitung, die emotionale Regulierung
- sowie kommunikative und soziale Fähigkeiten.

Motorik und Umsetzung in Handlung sind für Menschen mit einer schweren psychischen Erkrankung weniger relevant als für Menschen mit einer physischen Beeinträchtigung, obgleich subtile Beeinträchtigungen gegebenenfalls existieren. Geschwindigkeit und Geschicklichkeit können speziell beeinträchtigt sein (Midorikawa et al., 2008) und sich auf die berufliche Performanz auswirken. Andererseits ist die sensorische Verarbeitung ein relevanter Bereich bei Menschen mit einer schweren psychischen Erkrankung, da sie gegebenenfalls alle Bereiche von Betätigung in

Mitleidenschaft ziehen. Es gibt eine Evidenz, dass Menschen mit einer Schizophrenie nachweislich weniger Sinnesreize wahrnehmen beziehungsweise sie gehen Sinnesreizen aus dem Weg (Brown, Cromwell, Filion, Dunn, & Tollefson, 2002). Durch dieses Muster der sensorischen Verarbeitung kommt es zu einem Mangel an wichtigen Informationen, die für die erfolgreiche Teilhabe notwendig sind. Der Einzelne übersieht beispielsweise die Notwendigkeit des Zähneputzens, da er nicht das unangenehme Gefühl der mangelnden oralen Hygiene wahrnimmt und vermeidet diesen Teil der Pflege von sich selbst, weil er den Geschmack der Zahnpasta zu intensiv und das Putzen an sich als unbehaglich empfindet.

Stimmungs- und Angststörungen sind laut Definition eine Erkrankung der Emotionsregulierung. Schizophrenie steht in einem Zusammenhang zu Schwierigkeiten beim Erkennen und Ausdrücken von Emotionen (Henry et al., 2007). Kommunikationsfähigkeiten weisen allgemein ebenso Defizite auf, insbesondere bei Menschen mit Schizophrenie. Innerhalb des Konstruktes sozialer Kognition wurde diskutiert, dass Menschen mit einer Schizophrenie oftmals Schwierigkeiten mit Empathie und kein Gespür für Emotionen haben. Menschen mit einer Paranoia dagegen neigen dazu, anderen negative Eindrücke zuzuordnen (Penn, Sanna, Roberts, 2008). Diesen Menschen fehlt beispielsweise das Gespür dafür, dass sich andere Menschen bei einer Konversation langweilen bzw. sich beim Eingriff in die Intimsphäre unwohl fühlen.

Die Beeinträchtigung der kognitiven Verarbeitung gilt unter allen Performanzfertigkeiten als die am konsequentesten dokumentierte Erkrankung bei Menschen mit einer schweren psychischen Erkrankung. Eine lange Forschungsgeschichte auf dem Gebiet der Kognition zeigt, dass Menschen mit einer schweren psychischen Erkrankung kognitive Beeinträchtigungen haben, die die Betätigungsperformanz mehr beeinträchtigen, als die Symptome der Krankheit selbst (Green, 2006). Umgekehrt herrscht eine große Heterogenität unter Menschen mit einer schweren psychischen Erkrankung vor, sodass kognitive Beeinträchtigungen und Schwierigkeiten bei anderen Performanzfertigkeiten nicht angenommen werden sollten. Dies bedeutet, dass ein sorgfältiges Assessment spezifischer Bereiche der Kognition (zum Beispiel Aufmerksamkeit, Gedächtnis, Exekutivfunktion) und anderer Performanzfertigkeiten unter Garantie spezifische Felder der Beeinträchtigung und Stärken identifizieren. Psychologen können mit der Beurteilung der Kognition von Menschen mit einer schweren

---

8   Die Definition nach dem OTPF, 2014, entnehmen Sie bitte dem Glossar.

psychischen Erkrankung beteiligt werden. Sie bedienen sich dabei einer neuropsychologischen Beurteilung, die die einzelnen kognitiven Fähigkeiten herausstellt, welche beeinträchtigt werden. Untersucht ein Therapeut die Performanzfertigkeiten, ist die Herangehensweise bei der Beurteilung funktionaler Natur, d.h., dass die Fähigkeiten nicht in einer Isolation geprüft werden, sondern im Sinne ihres Einflusses auf den Alltag. Beispiele sind der Executive Function Performance Test (Baum et al., 2003), der die Kognition im Zusammenhang mit den IADLs misst, und Allen's Cognitive Level Test (Allen et al., 2007), der die Kognition anhand der Lederschnüraufgabe beurteilt.

3.2.5 Performanzmuster

Performanzmuster sind „Verhaltensweisen, die an Aktivitäten des täglichen Lebens angelehnt sind und habitueller bzw. routinemäßiger Natur sind" (AOTA, 2008b siehe Glossar); dazu zählen Gewohnheiten, Routinen, Rituale und Rollen. Schwere psychische Erkrankungen resultieren oftmals in einer Auspowerung der Rollen. Dinge, die einem Menschen typischerweise ein Identitätsgefühl vermitteln und ihm dabei helfen, tägliche Gewohnheiten und die Routine von Rollen, wie zum Beispiel als Arbeitnehmer, Elternteil, Student und Familienmitglied zu festigen, können bei einem Menschen mit einer schweren psychischen Erkrankung verloren gehen. Die Wiederaufnahme der Rollen kann zu einem besseren Wohlbefinden führen. Eine Studie beispielsweise fand heraus, dass Menschen mit einer psychischen Erkrankung, die sich länger in einem Beschäftigungsverhältnis befanden, einen besseren Stand in Bezug auf die Gesundheit, das Wohlbefinden und das Funktionieren hatten, als diejenigen, die arbeitslos waren (Eklund & Leufstadius, 2007). Ergotherapeuten beurteilen sowohl die gegenwärtigen Rollen als auch die Rollen, welche die Menschen in der Vergangenheit innehatten, und die, welche zukünftig angestrebt werden.

Darüber hinaus werden während der Evaluation Gewohnheiten und Routinen identifiziert, indem oftmals die Art und Weise der Alltagsbewältigung der Person erfasst wird. Dies ist wichtig, um zu bestimmen, inwieweit ein Mangel an Gewohnheiten bzw. ein übermäßig routinierter Plan die individuelle Betätigungsperformanz beeinflussen kann. Es existieren Untersuchungen, nach denen Menschen mit einer bipolaren Störung, einer Beeinträchtigung in Routinen, wie zum Beispiel der Schlaf- und Esszeiten, Ansätze manischer und depressiver Abschnitte entwickeln können (Malkoff-Schwartz et al., 1998).

3.2.6 Klientenfaktoren

Klientenfaktoren bezeichnen die zugrunde liegenden Faktoren, Werte, Überzeugungen und die Spiritualität; Körperfunktionen und die Körperstruktur, welche die individuelle Betätigungsperformanz beeinflussen. Diese Beeinflussung findet statt, wenn eine Krankheit, ein Leiden, eine Deprivation und eine Beeinträchtigung gegeben bzw. nicht gegeben sind. Klientenfaktoren unterstützen die individuelle Performanzfertigkeit. Werte, Überzeugungen und die Spiritualität sind bedeutsam für die Kräftigung individueller Interessen bzw. die Motivation bei der Verfolgung eines speziellen Handlungsgebietes. Die Wahrscheinlichkeit, dass der Einzelne einen Studienkurs belegt ist größer, wenn er Bildung einen Wert beimisst.

Spiritualität wird oft als integraler Bestandteil der Rehabilitation verstanden. Dank der Spiritualität können Wunden heilen, die ein Mensch aufgrund der psychischen Erkrankung erfahren hat, indem dem Menschen eine Bedeutung beigemessen und ein positives Selbstwertgefühl gegeben werden (Bussema & Bussema, 2007).

Der Begriff *Körperfunktionen* bezieht sich auf die „physiologische Funktion des Körpersystems (einschließlich psychologischer Funktionen)" (WHO, 2001, S. 10). Körperstrukturen und -funktionen stehen in einer Wechselbeziehung zueinander (zum Beispiel sind das Herz und die Venen Körperstrukturen, die kardiovaskuläre Funktionen, wie den Blutdruck, unterstützen). Bei einer schweren psychischen Erkrankung interessieren sich Ergotherapeuten eher für die Körperfunktionen, welche mit mentalen Funktionen in Beziehung stehen. Da Funktionen wie die Aufmerksamkeit und das Gedächtnis losgelöst von einer Handlung in einem Kontext schwierig zu beurteilen sind, bewerten Ergotherapeuten, die mit Menschen mit einer schweren psychischen Erkrankung zusammenarbeiten, – allgemein gesprochen – eher die Performanzfertigkeiten als die Körperfunktionen. Andererseits sind Ergotherapeuten in der Lage, Symptome bzw. die Selbstwirksamkeit, die als psychologische Körperfunktion betrachtet werden könnten, bzw. Bausteine wie Hoffnung und Empowerment, zu beobachten.

3.2.7 Kontext und Umwelt

Ergotherapeuten bestätigen den Einfluss kultureller, persönlicher, zeitlicher und virtuell kontextueller Faktoren sowie physischer und sozialer Umgebungsfaktoren in den Betätigungen. Jene kontextuellen und umweltbezogenen Faktoren sollten mittels eines Evaluations- und Interventionsprozesses identifiziert werden, die die Betätigungsfertigkeiten des Menschen mit einer schweren psychischen Erkrankung unterstützen oder hemmen. Das Stigma ist dabei ein kontextueller Faktor, der für Menschen mit einer psychischen Erkrankung ein Haupthindernis bei der Teilhabe am vollen Gesellschaftsleben verkörpert. Ein anderer kontextueller Kernpunkt für Menschen mit einer schweren psychischen Erkrankung ist wirtschaftlicher Natur, da die meisten Menschen von ihnen unter der Armutsgrenze leben. Die soziale Benachteiligung durch Armut ist in Bezug auf die Arbeitslosigkeit und Obdachlosigkeit schwerwiegender als die Krankheit selbst (Draine, Salzer, Culhane, & Hadley, 2002).

3.2.8 Aktivitätsanforderungen

Die Frage, ob ein Mensch in der Lage dazu ist, eine Tätigkeit auszuführen, hängt nicht nur von der individuellen Performanzfertigkeit, Performanzmustern und Klientenfaktoren ab, sondern auch davon, welche Anforderungen dabei an den Menschen gestellt werden. Diese Anforderungen meinen Gesichtspunkte, welche Performanzfertigkeiten beinhalten, um die Aktivität ausführen zu können, den Raum und die sozialen Anforderungen an die Aktivität. Die erforderlichen Handlungen und Performanzfertigkeiten sind für die vorliegende Aktivität unabdingbar. Nachdem die Ergotherapeutin und der Klient die relevanten und zu betrachtenden Handlungsgebiete identifiziert haben, müssen auch die Aktivitätsanforderungen der Handlungsbereiche herausgestellt werden, die für den Klienten in seiner natürlichen Umgebung spezifisch und einzigartig sind. In einem Arbeitsumfeld muss eine Ergotherapeutin beispielsweise die Aktivitätsanforderungen identifizieren, die im Rahmen des Arbeitsumfeldes, der -materialien, -mittel und sozialen Erfordernisse des Jobs, Bestandteil der ihm übertragenen Pflichten sind. Wenn das Geldmanagement als Handlungsgebiete angesprochen wird, müssen Informationen bzgl. des Einkommens, der Ausgaben und Zahlungsmethoden gesammelt werden. Ergotherapeuten können mittels einer Aktivitätsanalyse die Art der Aktivität und das Umfeld identifizieren, wo sich der Klient am besten einbringen kann. Während der ergotherapeutischen Intervention klassifizieren und variieren die Ergotherapeuten die Aktivitätsanforderungen der ausgewählten Interventionsaufgabe sowie das Umfeld, in dem agiert wird, um dem Klienten eine „Just-Right-Challenge" zu geben. Dieser Ansatz ist therapeutisch, ohne die Fähigkeiten des Klienten zu überschreiten. Während der Klient an der Herausforderung wächst, verändert der Therapeut die Aktivitäten, um den Klienten vor neue Herausforderungen zu stellen. Therapeuten stehen den Klienten bei den gegebenen Aktivitätsanforderungen in dem gegenwärtigen Umfeld bei und beobachten, wie künftige Veränderungen des Umfelds und in der Aktivität das Performanzniveau des Klienten herausfordern können. Ein Teil des Rehabilitationsprozesses beinhaltet das Training des Klienten dahingehend, dass Barrieren für die Performanzfertigkeit in dem Umfeld identifiziert werden, um das Umfeld derart zu verändern, dass sich die Performanz des Klienten verbessert (zum Beispiel beim Studieren, Ausschalten des Radios, Beginnen des ersten, herausfordernden Themas).

Klienten mit einer schweren psychischen Erkrankung könnten gegebenenfalls eine adaptive Ausrüstung und eine Veränderung der Umgebung benötigen, um sich mit ausgewählten Aktivitäten zu beschäftigen (zum Beispiel Veränderungen an den Arbeitsmitteln bzw. Utensilien, die bei der Handlung verwendet werden, Reorganisation der Arbeitsmittel und Beistellungen in der Umgebung). Die Ergotherapeutin muss sorgfältig das Bedürfnis des Klienten nach Umfeldveränderungen analysieren und gegebenenfalls diese Veränderungen an die kognitiven Fähigkeiten des Klienten dahingehend anpassen, neue Herangehensweisen zu erlernen und Aufgaben zu erledigen.

3.2.9 Interpretation und Bewertung der Evaluation

Die Ergotherapeutin analysiert die Ergebnisse der Evaluation und stellt sie dar, um ein Bild über die Stärken und Ressourcen zu schaffen, die für die Betätigungsperformanz und für den Abbau von Barrieren für eine erfolgreiche Teilhabe genutzt werden können. Die Ergebnisse sollten gemäß Situation dokumentiert werden, aber auch in einer Form, in der sie zugänglich und sinnvoll für den Klienten und das Interventionsteam sind. Diese Dokumentation inkludiert üblicherweise einen schriftlichen Bericht und eine mündliche Präsentation in Teammeetings. Der Klient sollte stets über die Ergebnisse der Evaluation in Kenntnis gesetzt werden. Falls die Familie involviert ist und sofern der Klient zustimmt, kann es hilfreich sein, die Familie in den Evaluationsprozess zu involvieren. Die Ergotherapeutin nutzt dann die Ergebnisse der Evaluation und Informationen anderer

Teammitglieder, um in Zusammenarbeit mit dem Klienten einen Interventionsplan zu entwickeln.

3.3 Intervention

3.3.1 Interventionsplan und Implementierung

Als Bestandteil des ergotherapeutischen Interventionsprozesses entwickelt die Ergotherapeutin einen Interventionsplan, der die Ziele des Klienten berücksichtigt, seine Werte und seinen Glauben; die Gesundheit und das Wohlbefinden des Klienten; die Performanzfertigkeit des Klienten und seine Performanzmuster; den kollektiven Einfluss des Kontextes, des Umfelds, der Aktivitätsanforderungen, und Klientenfaktoren bzgl. seiner Handlungsfähigkeit. Darüber hinaus wird der Kontext betrachtet, in dem die Intervention erbracht wird (zum Beispiel Erwartungen der Dienstleister, Ziele der Organisation, Anforderungen der Versicherer, zutreffende Vorschriften; AOTA, 2008b). Der Interventionsplan skizziert und lenkt die therapeutische Intervention und basiert auf der besten verfügbaren Evidenz, um die beabsichtigten Ziele zu erreichen (AOTA, 2008b). Sobald der Therapeut zusammen mit dem Klienten und/oder seiner Familie die beabsichtigten Ziele eruiert hat, legt der Therapeut die Herangehensweise der Intervention fest, die für die bestimmten Ziele am geeignetsten ist. Die Herangehensweisen der Ergotherapeuten inkludieren folgende Aspekte:

- *Vorbeugen* – Interventionen, die abgestimmt sind auf Klienten mit oder ohne Beeinträchtigung, bei denen das Risiko für Probleme in der Betätigungsperformanz besteht (Dunn, McClain, Brown, & Youngstrom, 1998); beispielsweise Interventionen für Menschen mit Problemen bei der Emotionsregulierung gegen selbstverletzendes Verhalten
- *Etablieren und wiederherstellen* – Interventionen, die abgestimmt sind auf eine Veränderung der Variablen des Klienten, um eine Fähigkeit bzw. Fertigkeit zu etablieren, die bislang noch nicht ausgeprägt war bzw. bereits beeinträchtigt worden ist (Dunn et al., 1998); zum Beispiel Wiederherstellen kognitiver Fähigkeiten wie das Gedächtnis oder die Aufmerksamkeit, um die Arbeitsleistung zu verbessern oder aber Fähigkeiten auf dem Gebiet des Geldmanagements zu entwickeln
- *Anpassen* von Aktivitätsanforderungen und des Umfelds, in dem Handlungen erbracht werden, um eine sichere und unabhängige Ausübung be-

werteter Aktivitäten innerhalb der Grenzen von motorischen -, kognitiven – und Wahrnehmungsbeeinträchtigungen zu unterstützen; zum Beispiel die Vereinfachung von Kochrezepten, die der Klient gern zubereiten möchte
- *Erstellen bzw. fördern* eines gesunden und zufriedenstellenden Lebensstils, der das Medikamentenmanagemenet, einer alltäglichen Medikamenteneinnahme, geeigneten Diät, angemessenen körperlichen Aktivität und befriedigenden Teilhabe an sozialen Beziehungen und bedeutungsvoller Aktivitäten durch die Ermöglichung von bereichernden kontextueller und aktivitätsbezogener Erfahrungen beinhaltet, um die Handlung aller Personen in einem natürlichen Kontext des Lebens zu fördern (Dunn et al., 1998); zum Beispiel Hilfe bei der Suche nach einer Wohnung, die unter Berücksichtigung der individuellen Finanzsituation bezahlbar ist und sich darüber hinaus in einer sicheren Wohngegend befindet
- *Aufrechterhaltung* der Betätigungsperformanz und Gesundheit, die der Mensch mit einer schweren psychischen Erkrankung einst wiedererlangt hat bzw. die die psychische Beeinträchtigung nicht in Mitleidenschaft gezogen hat; zum Beispiel Unterstützung des Einzelnen bei der Aufrechterhaltung seines gegenwärtigen Levels an physischer Aktivität, indem er sie mit Anderen ausführen kann.

Oft wird der Interventionsplan in der Klientenakte von den Teammitgliedern unter Zuarbeit des Ergotherapeuten entwickelt. Dieser Interventionsplan kann ziemlich allgemein gehalten sein und nicht die spezifischen Herangehensweisen und Ziele dieser ergotherapeutischen Intervention festlegen. In diesem Fall ist es wichtig, dass die Ergotherapeutin den therapeutischen Interventionsplan dokumentiert und in Zusammenarbeit mit dem Klienten die Ziele und ergotherapeutischen Herangehensweisen bei der Intervention festlegt.

In **Tabelle 3-2** sind Beispiele für Interventionen abgebildet, die bei Erwachsenen mit einer schweren psychischen Erkrankung angewandt und gemäß der oben identifizierten Herangehensweisen organisiert worden sind. Ergotherapeuten sollten die Arten der Intervention betrachten, wenn sie den effektivsten Interventionsplan für den Klienten aufstellen. Zu den Arten der Intervention gehört auch die therapeutische Anwendung des Ichs; die therapeutische Nutzung von Betätigung und Aktivitäten, die vorbereitende Maßnahmen, bedeutungsvolle Aktivitäten und betätigungsbasierte Intervention beinhalten; Beratung und Bildung.

Obgleich alle Arten der ergotherapeutischen Intervention bei allen Herangehensweisen anzuwenden sind, ist die therapeutische Anwendung des Ichs (d. h. die Nutzung der eigenen Persönlichkeit, Perzeption und Wertung des Therapeuten, AOTA 2008b) ein Gesamtkonzept, das bei jeder therapeutischen Interaktion in Betracht gezogen werden sollte. Die therapeutische Anwendung des Selbst unterliegt der grundlegenden Verantwortung des Ergotherapeuten und Ergotherapie-Assistenten sowie den Mitgliedern des Gesundheitsteams.

Tabelle 3-2: Herangehensweisen bei der Intervention und Beispiele für die betätigungsbasierten Ziele von Erwachsenen mit einer schweren psychischen Erkrankung

Herangehensweise	Interventionsfokus	Beispiele für eine Intervention
Vorbeugen: vorgesehen dafür, dass Betätigungsproblemen vorgebeugt wird, indem Körperstrukturen und -funktionen, Performanzfertigkeiten, die Umwelt, Gewohnheiten und Routinen unterstützt werden (Dunn et al., 1998)	• Performanz-fertigkeiten • Performanz-muster • Kontext • Aktivitäts-anforderungen	• Stressmanagement schulen, um einem Rückfall und Angst vorzubeugen, die störend auf die Betätigungsperformanz einwirken • Empfehlen, dass Einkaufen nicht zu Stoßzeiten auszuführen, um den Umgebungsdruck zu mindern • Sicherstellen, dass eine stationäre Intervention weder Rückzug noch Zwang verursachen, um diesbezügliche Traumata zu vermeiden • Pausen zwischen den Einheiten zulassen, um eine Überlastung zu vermeiden
Etablieren und Wiederherstellen: vorgesehen dafür, dass die Klientenvariablen, die notwendig sind, um eine Fähigkeit bzw. Fertigkeit, die beeinträchtigt worden ist, wieder zu etablieren (Dunn McClain, Brown, & Youngstrom, 1998)	• Performanz-fertigkeiten • Performanz-muster • Betätigung	• Kognitive Rehabilitation zur Unterstützung der Betätigungsperformanz • Etablierung eines festen Zeitplanes für Schlafens- und Aufstehzeiten und zur Verbesserung der Schlafhygiene • Lehrkompetenzen für die Benutzung öffentlicher Verkehrsmittel
Verändern, Ausgleichen, Anpassen: vorgesehen dafür, um Wege zu finden, eine Aufgabe, Methode bzw. die Umwelt umzuarbeiten und so die Performanz zu unterstützen (Dunn et al., 1998)	• Betätigung • Kontext • Aktivitäts-anforderungen	• Verwendung von Alarmsystemen bzw. des Telefons, um an die Medikamenteneinnahme zu erinnern • Kollegen auf dem Gebiet psychischer Erkrankungen schulen, um das Stigma am Arbeitsplatz zu reduzieren • Einrichten von Daueraufträgen, um das Finanzmanagement zu optimieren
Erstellen und fördern: Setzt nicht zwingend voraus, dass eine Beeinträchtigung vorliegt oder andere Faktoren die negativ auf die Handlung einwirken; vorgesehen dafür, dass bereichernde kontextuelle und aktivitätsbezogene Erfahrungen ermöglicht werden, die die Handlung aller Personen in einem natürlichen Kontext des Lebens fördern (Dunn et al., 1998)	• Performanz-muster • Kontext • Betätigungs-anforderungen	• Intervention während der üblichen Zeiten, die für das Performanzmuster üblich sind (zum Beispiel tagsüber arbeiten; Freizeit abends und am Wochenende) • Kultursensible Interventionen anbieten • Möglichkeiten schaffen, um die Stärken der Klienten zu nutzen und so einen sinnvollen Beitrag für andere leisten zu können
Aufrechterhalten: den Klienten unterstützen, dass die Performanzfertigkeit erhalten bleibt, damit er seinen Betätigungsbedürfnissen weiterhin gerecht werden kann	• Performanz-fertigkeiten • Performanz-muster • Betätigung • Kontext • Aktivitäts-anforderungen	• Sicherstellen, dass die vermittelten sozialen Kompetenzen in der natürlichen Umgebung regelmäßig angewendet werden • Aufstellen eines Putzkalenders, der vom Klienten aktualisiert werden kann • Zuordnung eines Fallmanagers, um Feedback und Unterstützung bei den Fähigkeiten in Bezug auf die IADLs zu geben, die vom Ergotherapeuten vermittelt worden sind • Bei der Wohnungssuche Wohngegenden auftun, in denen Bürgersteige vorhanden sind, so dass der Klient die Notwendigkeit physischer Aktivität erhält • Sicherstellen, dass die Arbeitsplatzvermittlung zu den persönlichen Fähigkeiten und Fertigkeiten passt

3.3.2 Überprüfung der Intervention

Die Interventionsüberprüfung ist ein fortlaufender Prozess der Neubewertung und Revision des Interventionsplanes, der Effektivität der Intervention und des Fortschrittes der beabsichtigten Ergebnisse (AOTA, 2008b). Die Neubewertung kann eine neue Beurteilung der Evaluation bzw. Assessments beinhalten, die zu Beginn der Intervention angewandt worden sind, um den Klienten dazu zu bringen, einen Zufriedenheitsfragebogen auszufüllen bzw. Fragen zu beantworten, um jedes Ziel zu bewerten. Die Neubewertung weist den Fortschritt bei der Zielerreichung nach; zeigt Veränderungen im Funktionsstatus an; führt Veränderungen bei Bedarf in die Richtung des Interventionsplanes ein (Moyers & Dale, 2007).

3.4 Abschluss, Entlassungsplanung und Nachsorge

Wie überall sollte der Klient bei der ergotherapeutischen Intervention auch in die Entscheidungen bezüglich eines Abbruchs, einer Entlassungsplanung und der Nachsorge involviert werden. Oftmals findet die Dienstleistung von Menschen mit einer schweren psychischen Erkrankung in einer wohnortnahen Umwelt des Gesundheitswesens statt, in dem es keine strikten Grenzen für die Ergotherapie bezüglich der Länge des Aufenthaltes oder der Anzahl an Besuchen gibt. Die Dienstleistung wird üblicherweise abgebrochen, wenn kein Fortschritt mehr zu verzeichnen ist, die Ziele erreicht worden sind oder sich der Klient für einen Abbruch der Therapie entschieden hat. Ungeachtet des Grundes für den Abbruch der Dienstleistung ist es wichtig, einen Entlassungsplan zu entwickeln. In einigen Fällen hat ein anderer Vertreter des Gesundheitswesens (zum Beispiel ein Fallmanager) die Aufgabe des Monitorings und der Unterstützung, um sicherzustellen, dass der Klient den höchsten Grad seiner Performanzfertigkeiten beibehält. Die Ergotherapeutin kann gleichsam Nachsorgebesuche planen, um den Stand des Klienten erneut zu beurteilen und gegebenenfalls festzulegen, die ergotherapeutische Intervention wieder aufzunehmen. Die Ergotherapie kann fortgesetzt werden, falls der Klient eine Auffrischung seiner Fähigkeiten benötigt, um sie zu erhalten oder falls dem Klienten bzw. dem Therapeuten neue Bedenken aufgefallen sind.

Entschädigung, Dokumentation und Abrechnung

Die Deckung und Bezahlung der ergotherapeutischen Angebote bei Menschen mit einer schweren psychischen Erkrankung variieren in Abhängigkeit von der Umwelt und den Grundsätzen des Auftraggebers in hohem Maße. Stationäre Dienste im Bereich psychischer Gesundheit und Dienste, die gebündelt im Sinne eines Gruppenprogrammes bezahlt werden (zum Beispiel Gruppensitzungen in Tageskliniken für die psychische Gesundheit) werden eher traditionell von der Krankenversicherung getragen. Private Krankenversicherungen haben bei der Erstattung von Kosten für die Erhaltung psychischer Gesundheit spezielle Verträge, die Ergotherapeuten nicht als geprüfte Fachkräfte für die psychische Gesundheit anerkennen, weshalb derartige Diagnosen über die psychische Gesundheit und ergotherapeutische Interventionen oftmals abgelehnt werden. Darüber hinaus variiert die Anerkennung der Codes der Current Procedural Terminology™ (CPT)[9] von verschiedenen Kostenträgern. Aus diesem Grund ist es seitens der Therapeuten und Anbieter wichtig, mit dem Kostenträger den Umfang der Deckung und die Zahlungsmodalitäten in Bezug auf die Ergotherapie und Diagnosen über die psychische Gesundheit zu kommunizieren.

Unter der Annahme, dass der Kostenträger die Intervention durch den Ergotherapeuten gemäß der Police des Klienten bezahlen wird, ist es am wichtigsten für die Genehmigung des Anspruchs, dass eine wirksame Dokumentation vorliegt.

Ergotherapeuten dokumentieren sorgfältig ihre Dienste im Bereich der Evaluation, Intervention und Ergebnisse (AOTA, 2010). Ferner dokumentieren sie ihre Empfehlungen und kommunizieren diese an andere Teammitglieder und den Klienten. Diese Dokumentation sollte innerhalb des „Zeitrahmens, Formates und der Standards der Praxisumgebung, der Agenturen, externen Akkreditierungsstellen, Kostenerstatter und AOTA-Dokumente" vervollständigt werden (AOTA, 2010, S. 109).

Der Sinn der ergotherapeutischen Dokumentation liegt darin:
- „eine Begründung für den Anspruch einer ergotherapeutischen Intervention zu erbringen und dabei den Bezug zu den Folgen für den Klienten zu spannen
- das Clinical Reasoning[10] des Therapeuten und das fachmännische Urteil zu reflektieren

---

9 Siehe Anhang B als nicht übersetzte Version der Codes
10 Mittlerweile spricht man auch vom Professional Reasoning, um auszudrücken, dass Ergotherapie auch außerhalb des klinischen Settings handelt. [Anm. des Hrsg.]

- Informationen über den Klienten aus ergotherapeutischer Sicht zu kommunizieren
- eine Chronologie über den Zustand des Klienten, die angewandten ergotherapeutischen Dienste sowie Ergebnisse für den Klienten darzustellen." (AOTA, 2008a, S. 684)

Die folgenden Arten der Dokumentation mögen gemäß legaler Anforderungen, der Praxissettings, dritten Kostenträgern bzw. einer Kombination aus diesen Stakeholdern für jeden Klienten zusammengestellt werden (AOTA, 2008a):
- Evaluations- oder Screeningbericht
- Ergotherapeutische Kontakte
- Ergotherapeutischer Interventionsplan
- Fortschrittsbericht
- Rezepte oder Empfehlungen für Anpassungen
- Erneuter Evaluationsbericht
- Entlassungsbericht bzw. Bericht über den Therapieabbruch.

Die Dokumentation muss alle Informationsquellen benennen, die verwendet worden sind, um Schlussfolgerungen zu ziehen (Assessments, Methoden, Beobachtungen, Erkenntnisse des Klienten und sein Feedback, Beiträge der Familie). Die AOTA (2008a) „Richtlinien für die Dokumentation der Ergotherapie" skizzieren spezifische Berichtsinhalte und wesentliche Elemente der Dokumentation.

4 Best Practice und Zusammenfassung der Evidenz

Die folgenden Abschnitte beinhalten sowohl einen Überblick über die spezifischen Interventionen als auch Forschungsresultate systematischer Literaturübersichten im Rahmen der Ergotherapie an Erwachsenen mit einer schweren psychischen Erkrankung. Ein Standardablauf bei der Suche bzw. Durchsicht der Literatur für die Praxis mit Erwachsenen mit einer schweren psychischen Erkrankung wurde angewandt und zusammengefasst in Anlage C. Alle Studien (auch jene, die in diesem Abschnitt nicht spezifisch beschrieben worden sind), die in der Literaturübersicht aufgezeigt wurden, werden in der Beweistabelle in Anlage D zusammengefasst und zitiert. Leser werden dazu angehalten und ermutigt, den vollständigen Artikel zu lesen, um an ausführliche Details zu gelangen. Die meisten der überprüften Interventionen haben den Fokus auf Betätigungsbereiche und inkludieren Interventionen, die auf die Bildung, die Arbeit, das Gesellschaftsleben, die Gesundheit und das Wohlbefinden abzielen. Darüber hinaus existiert bedeutendes Beweismaterial in Bezug auf die Intervention, welches mittels Förderung oder eines Kompensationsansatzes die Kognition beinhaltet.

4.1 Bildung

Zahlreiche Menschen, die unter einer psychischen Erkrankung leiden, sind vergleichsweise schlechter ausgebildet, d.h., dass sie nicht ihren angestrebten Bildungsgrad erreicht haben. Oft hat das Auftreten einer Krankheit im jungen Erwachsenenalter störend auf den Abschluss höherer Bildungsziele eingewirkt. Eine begrenzte Ausbildung kann einen weitreichenden Einfluss auf das Selbstwertgefühl und den gewünschten Job haben. Eine qualitative Studie von Menschen mit einer psychischen Beeinträchtigung, die eine höhere Bildung genossen haben, hat ergeben, dass

Symptome und Krankenhausaufenthalte Barrieren beim erfolgreichen Abschluss darstellen, da dadurch die Konzentration, die Ausführung von Aufträgen, das Einprägen von Lehrstoff, finanzielle Sorgen, die soziale Isolation, die oftmals mit einem Stigma in Verbindung steht, erschwert werden (Megivern et al., 2003). Zudem haben die Betroffenen ihre psychische Erkrankung selten offenbart und kaum eine Studienberatung aufgesucht.

Interventionen sind notwendig, um Menschen mit einer schweren psychischen Erkrankung dabei zu helfen, einen höheren Bildungsabschluss zu erlangen. Solche Bildungsziele können sein: das Erreichen eines Hauptschulabschlusses, des Facharbeiterabschlusses in einem technischen Beruf, die Teilnahme an einer Erwachsenenbildung an einem Community College oder das Erreichen eines akademischen Grades. Erst kürzlich wurden Interventionen entwickelt, die speziell auf die Erwachsenenbildung abzielen, wobei die Supported Education die am weitesten akzeptierte Herangehensweise ist.

4.2 Supported Education

Als Ziel der Supported Education gilt der Beistand des Menschen mit einer schweren psychischen Erkrankung beim Erreichen seiner Hochschulausbildung (Mowbray et al., 2005). Viele Prinzipien der Supported Education wurden aus dem zuvor entwickelten supported employment heraus entwickelt. Hier (im weiteren Verlauf näher erörtert) liegt der Fokus auf der Auswahl und dem Einsatz in einem realen Arbeitsumfeld mit angemessener Unterstützung. Der Einzelne wählt die Bildungserfahrung und die Umwelt aus; die erforderliche Unterstützung wird beigestellt, sodass der Einzelne die Erfahrung mit einem positiven Gefühl aufnimmt. Supported Education inkludiert Interventionen, die auf die Performanzfertigkeit und den Kontext abzielen. Angesprochene Performanzfertigkeiten können Grundwissen für Bildungskompetenzen beinhalten (zum Beispiel Mathe, Schreiben, PC-Kenntnisse, öffentliches Reden), Stressmanagement, Zeitmanagement und soziale Kompetenzen, damit der Einzelne effektiv in einem akademischen Umfeld funktionieren kann. Unterstützungen der Umwelten involvieren den Zugang zu vorhandenen Ressourcen auf dem Campus, wie Nachhilfeunterricht, Studienberatung, allgemeine Beratung und finanzielle Unterstützung, aber auch das Angebot an zusätzlicher Unterstützung, wie die rechtliche Beratung von Menschen mit einer psychischen Beeinträchtigung oder angemessener Unterbringung für Menschen mit einer psychischen Beeinträchtigung. Es gibt verschiedene Modelle für die Supported Education, die entweder auf dem Campus angeboten werden oder aber in einem Angebot für psychische Gesundheit oder ehrenamtliche Angebote.

4.2.1 Evidenz für Supported Education

Zwei Level-I-Studien überprüften die Effizienz der Supported Education. In der ersten Studie, einer randomisierten kontrollierten Studie, wurde das Bridge-Programm mit der üblichen Intervention in einem Zentrum für psychische Erkrankungen verglichen (Gutman, Kerner, Zombek, Dulek, & Ramsey, 2009). Das von Ergotherapeuten entwickelte Bridge-Programm ist eine 12-modulige Intervention im Rahmen der Supported Education, die über sechs Wochen andauert und Themen beinhaltet, wie Zeitmanagement und Lernfähigkeiten, und Aufschluss über das pädagogische Interesse und das Berufsinteresse liefert. 21 der 38 Teilnehmer wurden der Interventionsgruppe und 17 Teilnehmer der Kontrollgruppe zugeordnet. Nur 16 Interventionsteilnehmer haben das Programm auch beendet. Am Ende des Programmes haben zehn der 16 Teilnehmer eine Berufsausbildung, ein Bildungsprogramm aufgenommen, haben eine Anstellung gefunden, sich auf ein Programm beworben, wohingegen nur ein Teilnehmer der Kontrollgruppe an einem Kurs teilgenommen hat. Die Teilnahme war an den Erfolg während des Programmes geknüpft.

Die zweite Studie war eine längere kontrollierte Stichprobe, die von Collins, Bybee und Mowbray geleitet worden ist (1998). In dieser Studie (N = 397) wurden die Teilnehmer zufällig einer der drei Gruppen zugeordnet: (1) konventioneller Unterricht mit Stundenplan, wobei es darum ging, auf dem Campus zurechtzukommen, Karriereentwicklung und Stressmanagement (n = 135); (2) Supported Education (n = 134), der Karriere- und Bildungsoptionen sondiert hat und Unterstützung bot bei der Einteilung von Bildungsressourcen und (3) individuelle unstrukturierte Unterstützung (n = 128). Es gibt keine Unterschiede zwischen den Gruppen im Hinblick auf die beruflichen und schulischen Ergebnisse. Als Ganzes betrachtet haben Teilnehmer, die ein Studium absolviert haben, sich doppelt so oft in berufliche und schulische Programme eingeschrieben. Obgleich es eine hohe Abbruchquote gab, hatten diejenigen mit einem höheren Grad an Teilhabe bessere Ergebnisse in Bezug auf die Motivation, die Zufriedenheit, die Freude und das Lernen.

Zwei Level-III-Studien haben die Wirksamkeit der Supported Education überprüft. Die erste Studie, welche von Gutman und Kollegen (2007) geleitet worden ist, war ein Pilotprojekt des just diskutierten Bridge-Programmes. Die Autoren bedienten sich eines Pretest-Posttest-Designs mit 18 Teilnehmern. Die Ergebnisse brachten Verbesserungen bei 10 der 12 Posttests hervor. 12 Teilnehmer schrieben sich in weitere Kurse ein.

In der zweiten Studie prüften Unger, Anthony, Sciarappa und Rogers (1991) ein fortlaufendes Bildungsprogramm, das auf schulische Interessen und Kompetenzen nebst Karriereplanung ausgerichtet war. Die Teilnehmer entwickelten ein spezifisches schulisches Ziel und identifizierten jene berufliche und schulische Fähigkeiten und Ressourcen, die für die Zielerreichung unabdingbar waren. 35 der anfangs 52 Teilnehmer absolvierten das viersemestrige Programm und steigerten den Anteil von wettbewerbsorientierten Anstellungen bzw. Teilnahme an Bildungsprogrammen, nachdem sie das Programm abgeschlossen hatten. Darüber hinaus konnten sie ihr Selbstwertgefühl steigern und die Anzahl an Krankenhausaufenthalten minimieren.

4.2.2 Zusammenfassung

Zurzeit sind die Nachweise für das Supported Education begrenzt. Die Ergebnisse existierender Studien sind jedoch vielversprechend, indem sie suggerieren, dass das Supported Education dem Einzelnen, der unter einer schweren psychischen Erkrankung leidet, helfen kann, Zielen in Bezug auf einen höheren Bildungsabschluss nachzugehen. Erste Hinweise deuten darauf hin, dass das Maß an Engagement im Rahmen des Supported Education an die Resultate geknüpft ist. Daher ist es wichtig, dass Ergotherapeuten Strategien anwenden, um die Aufmerksamkeit und aktive Teilhabe zu fördern.

4.3 Arbeit

Menschen mit einer schweren psychischen Erkrankung zählen zu einer Gruppe mit der höchsten Arbeitslosenquote unter den Menschen mit einer Beeinträchtigung. Schätzungen reichen dabei von 32 % bis 62 % (Cook, 2006). Die Mehrheit der Menschen mit einer schweren psychischen Erkrankung äußert den Wunsch zu arbeiten. Jene Personen, die einer beruflichen Tätigkeit nachgehen, berichten, dass die Arbeit zur Heilung beiträgt (Honey, 2003; Provencher, Gregg, Mead, & Mueser, 2002). Besondere Vorteile von Arbeit beinhalten die regelmäßige Teilnahme an sinnvollen Tätigkeiten und den Aufbau sozialer Beziehungen. Damit einher gehen eine bessere psychische Gesundheit und eine verbesserte Selbstwirksamkeit. Die Herausbildung einer Arbeiter-Rolle beginnt für die meisten Menschen im Jugend- und frühen Erwachsenenalter. Diese Zeit ist für viele Menschen mit einer schweren psychischen Erkrankung eine sensible Zeitspanne, die oft durch die ersten Episoden ihrer psychischen Erkrankung gestört wird (Gioia, 2005). Für ein Arbeitsverhältnis gibt es viele weitere Barrieren, denen Menschen mit einer schweren psychischen Erkrankung gegenüberstehen. Dazu zählen Diskriminierung, negative Arbeitsanreize und ein geringer Bildungsstand (Cook, 2006). Effektive Interventionen, um der hohen Arbeitslosenquote von Menschen mit einer schweren psychischen Erkrankung entgegenzuwirken, sind dringend erforderlich.

4.3.1 Supported Employment

Das Supported Employment ist die am gründlichsten untersuchte Intervention, um Menschen mit einer psychischen Erkrankung in Bezug auf das Berufsleben zu fördern. Einige dieser Herangehensweisen wurden infolge der negativen Ergebnisse berufsvorbereitender Programme entwickelt (zum Beispiel Werkstätten für behinderte Menschen), welche dazu tendiert haben, langwierig zu sein und mäßige Erfolge in Bezug auf eine wettbewerbsfähige Anstellung zu zeigen. Eine erste Innovation beinhaltet den Ansatz, dass die Betroffenen bei Programmstart mit der Jobsuche beginnen und schnell eine wettbewerbsfähige Anstellung bekommen (Bond, 2004). Am Arbeitsplatz erhält derjenige die nötige Unterstützung und das erforderliche Training. Andere Schlüsselcha-

rakteristika beinhalten die Koordination der Arbeit und Dienste auf dem Gebiet psychischer Gesundheit, die Stellenvermittlung auf der Grundlage individueller Präferenzen und Ziele, bei Bedarf Unterstützung und Beratung bzgl. Sozialleistungen.

4.3.2 Evidenz für Supported Employment

Drei systematische Level-I-Literaturübersichten wurden herangezogen, um die Effizienz des Supported Employment bei Menschen mit einer schweren psychischen Erkrankung zu überprüfen. Die erste Literaturübersicht, die von Crowther, Marshall, Bond und Huxley (2001) durchgeführt worden ist, wurden randomisierte kontrollierte Studien durchgesehen, um das Supported Employment der Berufsvorbereitung gegenüberzustellen. Es gab dabei drei wesentliche Untersuchungsergebnisse:
1. Die Berufsvorbereitung führte zu keiner wettbewerbsfähigen Einstellung.
2. Supported Employment trug zu einer wettbewerbsfähigen Einstellung bei.
3. Supported Employment erzielte im Vergleich zur Berufsvorbereitung bessere Ergebnisse im Hinblick auf Arbeitsstunden und Bezahlung.

Bei der zweiten Literaturübersicht führten Twamley, Jeste und Lehman (2003) unter drei verschiedenen Bedingungen eine Metaanalyse für randomisiert kontrollierte Studien durch – Supported Employment (inkl. des Individual-Placement-and-Support-Modells [IPS]), jobbezogene Trainings für soziale Fähigkeiten und Anreiztherapie (ein Programm für Veteranen [VA], das eine Teilzeitbeschäftigung innerhalb des VA-Krankenhauses ermöglicht). Neun der elf Studien verglichen im Rahmen ihrer Überprüfung das Supported Employment, wobei nur eine Studie für jobbezogene Sozialfähigkeitstraining und eine für Anreiztherapie aufgenommen war. Das Gesamtresultat für alle elf Studien lag bei: .66. Die Effektgröße der neun Studien, die das Supported Employment angewandt haben, war höher: .79. Trotz dieser relativ beträchtlichen Effektgröße erhielten nur 51 % der Teilnehmer einen Job, weshalb viele Teilnehmer arbeitslos blieben.

In der dritten Studie überprüften Bond, Drake und Becker (2008) das IPS-Modell[11] des Supported Employment und schränkten die Überprüfung ausdrücklich auf Studien mit einer großen Treue zum Modell ein. Die in der Überprüfung betrachteten elf Studien

---

11 Individual Placement and Support

stellten heraus, dass die Arbeitslosenquote bei Teilnehmern unter IPS-Bedingungen 61 % betrug, verglichen mit den Kontrollteilnehmern, die eine Quote von 23 % zeigten. Personen unter IPS-Bedingungen erlangten ihren ersten Job zehn Wochen vor den Kontrollteilnehmern. Zwei Drittel der Personen unter IPS-Bedingungen, die wettbewerbsfähig angestellt waren, konnten mindestens 20 Stunden arbeiten gehen.

Viele randomisierte kontrollierte Level-I-Tests haben die Effizienz des Supported Employment überprüft. In einer großen, achtseitigen, Studie wurden 1.273 Teilnehmer randomisiert einem Supported Employment bzw. einer Kontrollgruppe einer traditionellen Berufsausbildung zugeordnet (Cook, Leff, et al., 2005; Cook, Lehman, et al., 2005). Die Teilnehmer, die unter den Bedingungen des Supported Employment agierten, zeigten höhere Quoten in Bezug auf eine wettbewerbsfähige Beschäftigung (55 % ggü. 34 %). Außerdem betrug die monatliche Arbeitszeit bei mehr Arbeitskräften mind. 40 Stunden (51 % gegenüber 39 %) und das Durchschnittseinkommen war höher (122 USD/Monat gegenüber 99 USD/Monat). Menschen, denen hochintegrierte psychiatrische und berufliche Rehabilitations-Dienste zukamen, hatten eine 2,5-fache höhere Wahrscheinlichkeit, wettbewerbsfähig angestellt zu werden, als diejenigen aus einem Programm mit geringer Integration. Diese Studie dauerte über 24 Monate an, wobei sich die Ergebnisse des Supported Employment über diese Zeit verbessert haben.

In einem randomisierten kontrollierten Level-I-Test mit 204 Teilnehmern verglichen Mueser und Kollegen (2004) das IPS-Modell des Supported Employment mit einer psychosozialen Rehabilitation bzw. einer standardisierten Berufsausbildung. Das IPS-Modell war den anderen beiden Diensten in allen beruflichen Feldern überlegen, mit Ausnahme der Jobzufriedenheit. Die Teilnehmer aus dem IPS-Modell hatten mehr wettbewerbsfähige Anstellungen: 73,9 % gegenüber 18,2 % in der psychosozialen Rehabilitation und 27,5 % in einer standardisierten Berufsausbildung. Die Teilnehmer aus dem IPS-Modell hatten mit über zwei Jahren eine beeindruckende Dauer in Bezug auf die Arbeitsplatzsicherung (> 90 %). Es gab wenige Unterschiede auf nichtberufsbezogene Ziele unter den drei Gruppen.

Rogers, Anthony, Lyass und Penk (2006) haben das Supported Employment unter Anwendung des Choose-Get-Keep-Modells in einer kontrollierten Level-I-Stichprobe, bestehend aus 135 Teilnehmern, mit einer erweiterten staatlichen beruflichen Rehabilitation verglichen. Das Choos-Get-Keep-Modell ist eines der ältesten Programme auf dem Gebiet des Supported Employment und legt seinen Schwerpunkt auf die Wahl. Das Programm umfasst Unterricht wie auch Einzelgespräche. Beide Programme trugen zur Verbesserung der Arbeitssituation bei, des Selbstwertgefühls und der Lebensqualität und waren gleichermaßen erfolgreich.

Latimer und Kollegen (2006) verglichen in einem randomisierten kontrollierten Level-I-Test das Supported Employment (n = 75) mit einer traditionellen Berufsausbildung (n = 75). Das Supported Employment ergab höhere Arbeitsplatzraten. Es gab jedoch keine Unterschiede in Bezug auf die geleistete Arbeitszeit oder das Einkommen. Diese Studie wurde in Kanada durchgeführt, einem Land mit einer höheren monatlichen Invalidenrente als es sie in den Vereinigten Staaten gibt, was zu dem Nichtvorhandensein von Unterschieden im Verdienst beigetragen haben könnte.

Ergänzende Studien haben die Effizienz des Supported Employment untersucht, sofern sie durch andere Dienste erweitert worden ist. So haben beispielsweise McGurk, Mueser, Feldman, Wolfe und Pascaris (2007) in einem kleinen randomisierten kontrollierten Level-I-Test (N = 44) das Supported Employment zusammen mit dem Programm zum beruflichen Denkvermögen untersucht. Dieses Programm beinhaltet ein computergestütztes kognitives Training. Menschen aus diesem kombinierten Programm wurden mit Menschen – ausschließlich – aus dem Supported Employment verglichen. Die Ergebnisse zeigten, dass die Resultate aus dem kombinierten Programm im Hinblick auf das Finden und Beibehalten eines Jobs, die Arbeitszeit und den Verdienst besser waren als die des Supported Employment allein. Andere Studien haben das Supported Employment kombiniert mit einem Training zu den Sozialkompetenzen untersucht.

Mueser und Kollegen (2005) haben eine Kombination aus Sozialkompetenztraining und dem Supported Employment mit dem Supported Employment allein mittels eines randomisiert kontrollierten Level-I-Tests mit 35 Teilnehmern verglichen. Es gab keinen Unterschied zwischen diesen zwei Gruppen in Bezug auf die Anzahl berufstätiger Teilnehmer, geleisteter Arbeitszeit oder Verdienste. Die Teilnehmer aus der kombinierten Gruppe hatten jedoch ein größeres arbeitsplatzbezogenes Wissen.

Tsang, Chan, Wong und Liberman (2009) verglichen das kombinierte IPS-Programm und Sozialkompetenz mit reinem IPS bzw. einer traditionellen beruflichen Rehabilitation. Insgesamt 163 Teilnehmer wurden den Gruppen randomisiert zugeordnet. Die Teilnehmer aus dem kombinierten Programm zeigten bessere berufsbezogene Ergebnisse als die Teilnehmer aus anderen Programmen. Es gab keinerlei Unterschiede zwischen den Gruppen bzgl. nicht berufsbezogener Ergebnisse.

Einige Studien des Supported Employment hatten die Effizienz für eine spezifische Population im Fokus. In einer Studie an älteren Erwachsenen verglichen Twamley und Kollegen (2005) das IPS-Modell mit beschäftigungsbezogenen Diensten der Abteilung für Rehabilitation (DOR), die Beratungsdienste bzgl. der Berufsvorbereitung und Entwicklungskompetenz anbietet, und dem Wellness-and-Vocational-Enrichment-Programm (WAVE), welches eine vorberufliche Beratung vorsieht. Das IPS-Programm war im Hinblick auf die Anzahl derer, die in der Freiwilligenarbeit bzw. einem bezahlten Job tätig waren, überlegen: 81 % gegenüber 44 % im WAVE-Programm und 29 % im Rahmen des DOR.

Das Supported Employment wurde ferner in einer ländlichen Umgebung evaluiert, wo Dienstleistungen loser verknüpft sind und weniger Jobmöglichkeiten existieren können (Gold et al., 2006). Ein kombiniertes Assertive Community Treatment (ACT) und IPS-Modell wurden mit einer traditionellen Berufsausbildung verglichen. Das ACT-IPS-Modell führten zu hohen Beschäftigungsraten: 8 %, verglichen mit 38 % bei einer klassischen Berufsausbildung. Auch die Verdienste waren bei den ACT-IPS-Teilnehmern höher.

4.3.3 Evidenz für andere berufliche Interventionen

Dieser Abschnitt bewertet die Effizienz von anderen Jobprogrammen als dem Support Employment. Tsang und Pearson (2001) untersuchten die Effizienz von berufsbezogenem Sozialkompetenztraining, um Menschen mit einer Schizophrenie dabei zu helfen, einen Job zu finden und diesen zu halten. In ihrem randomisierten kontrollierten Level-I-Test haben sie 97 Teilnehmer drei Gruppen zugeordnet:
1. ein arbeitsbezogenes Sozialkompetenztraining mit Follow-Up-Terminen
2. ein arbeitsbezogenes Sozialkompetenztraining ohne Follow-Up-Termine oder
3. standardisierte ambulante psychiatrische Betreuung.

Ein dreimonatiger Follow-Up ergab, dass 46,7 % der Teilnehmer aus der Gruppe mit dem Sozialkompe-

tenztraining eine Anstellung gefunden haben, dass 23,1 % der Teilnehmer aus der Gruppe mit dem Sozialkompetenztraining ohne Follow-Ups ein Anstellungsverhältnis gefunden haben und dass nur 2,4 % der Teilnehmer an einer standardisierten ambulanten psychiatrischen Betreuung berufstätig waren.

Lee, Tan, Ma, Tsai und Liu (2006) haben die Effizienz eines Stressmanagementprogrammes anhand der im Krankenhaus Beschäftigten untersucht. Es wurde per Zufallsauswahl das Level I in einem Crossover-Design angewandt, wobei man die Teilnehmer zwischen den 12 Wochen, in den sie im Stressmanagement betreut wurden, und den 12 Wochen, in denen sie nicht betreut wurden, verglichen hat. Das Programm war erfolgreich dabei, den Stress während der Intervention zu reduzieren; Fortschritte konnten jedoch nicht verzeichnet werden.

Drei Studien wurden im VA-medizinischen Zentrum durchgeführt, um die Effizienz von Arbeitsprogrammen, an denen Teilnehmer in Positionen innerhalb des VA-Systems partizipierten, zu untersuchen. In einer Level-I-Studie wurden die Teilnehmer zufällig zugeordnet, um unter Nutzung des Work Behavior Inventory (WBI) bzw. üblicher Unterstützung (Bell, Lysaker, & Bryson, 2003) ein Feedback zu generieren. Die Teilnehmer des WBI-Programmes zeigten bessere berufliche Performanzen und hatten mehr Wochenarbeitsstunden als die normale Selbsthilfegruppe. Eine weitere randomisierte kontrollierte Level-I-Studie hat unter Verwendung des WBI-Programmes für ältere Erwachsene in einem VA-medizinischen Zentrum herausgefunden, dass ältere Erwachsene in Bezug auf berufliche Ergebnisse ähnliche Vorteile erhalten haben, wie jüngere Erwachsene (Bell, Fiszdon, Greig, & Bryson, 2005). Weiterhin hat eine andere randomisierte kontrollierte Level-I-Studie innerhalb des VA-Systems unter Verwendung WBI-Feedback mit neurokognitiver Erweiterungstherapie herausgestellt, dass sich damit bessere Ergebnisse für die Neurokognition erreichen lassen, als nur mit der Arbeitstherapie; Es gab jedoch einige Unterschiede bzgl. der beruflichen Ergebnisse zwischen den beiden Gruppen (Bell, Bryson, Greig, Corcoran, & Wexler, 2001).

Kates, Nikolaou, Ballie und Hess (1997) haben sich mit der Effizienz eines In-Home-Arbeitsprogrammes mit 52 Teilnehmern und unter Verwendung eines quasi-experimentellen Level-II-Designs auseinandergesetzt. Arbeitsaufgaben wurden dem Klienten nach Hause gebracht. Zwei Mal pro Woche bekam er die Unterstützung von Mitarbeitern. Das Arbeitsprogramm wurde mit einer standardisierten ambulanten

Pflege verglichen. Die Teilnehmer des Arbeitsprogramms waren eher in der Lage, an anderen Arbeitsprogrammen teilzunehmen. Während sie an dem In-Home-Programm teilnahmen, war ihr Verdienst dreifach höher als in geschützen Werkstätten.

4.3.4 Evidenz für arbeitserfolgsbezogene Faktoren

Die Identifikation der Faktoren in Bezug auf den Erfolg in der Arbeitswelt ist hilfreich für den Entwurf einer effektiven Intervention. Bell und Bryson (2003) verglichen die Menschen mit einer verbesserten Jobperformance mit den Menschen, die sich nicht weiterentwickelt haben. Dabei bedienten sie sich der WBI[12] in einer Level-II-Kohortenstudie. Jene Teilnehmer mit einer verbesserten Arbeitsperformanz hatten bei einer Serie kognitiver Messgrößen bessere Punktzahlen. Ähnlich haben Lysaker, Bell und Bioty (1995) unter Verwendung eines Level-III-Pretest-Posttest-Designs herausgefunden, dass kognitive Beeinträchtigungen auch mit einer geringeren Verbesserung nach der Arbeitsrehabilitation verknüpft waren. Die Teilnehmer des randomisierten kontrollierten Level-I-Tests für das Supported Employment (Cook et al., 2005) wurden dahingehend überprüft, um klinische Faktoren zu identifizieren, die in Verbindung mit der Arbeitsplatzquote stehen (Razzano et al., 2005). Eine höhere Positivsymptomatik (zum Beispiel Halluzinationen, Wahnvorstellungen, wirre Denkweisen) wurden in Verbindung gebracht mit höheren Arbeitsplatzquoten, wohingegen eine höhere Negativsymptomatik (zum Beispiel Affektverflachung, Avolition, Anhedonie) mit niedrigeren Arbeitsplatzquoten assoziiert wurden. Eine kontrollierte Level-I-Stichprobe brachte hervor, dass Training mit dem Fokus auf spezifischen Arbeitsfähigkeiten effektiver war als kreative künstlerische Arbeitsaufgaben (Kopelowicz, Liberman, Wallace, Aguirre, & Mintz, 2006).

4.3.5 Zusammenfassung

Es gibt einen substantiellen und soliden Nachweis für die Effizienz des Supported Employment in Bezug auf verbesserte berufliche Ergebnisse bei Menschen mit einer schweren psychischen Erkrankung. Die Studien zeigen in Bezug auf die Arbeitsplatzquoten eine große Variabilität, da viele Menschen mit einer schweren psychischen Erkrankung trotz Intervention arbeitslos

bleiben. Dennoch zeigen die Programme, die sich nah an dem Modell orientieren, größere Verbesserungen. Allgemein gesprochen hat das Supported Employment die größte Auswirkung auf jene Personen, die wettbewerbsfähig arbeiten, auf die Arbeitsdauer und die Verdienste. Es gibt kaum Untermauerung für die Unterstützung von Supported Employment in Bezug auf nicht berufsbezogene Trainings. Andere Jobprogramme, die speziell auf berufsbezogene Fähigkeiten abzielen, sind vielversprechend. Besondere Aufmerksamkeit ist zum einen der immer noch hohen Arbeitslosenquote von Menschen mit einer schweren psychischen Erkrankung zu schenken, und zum anderen für jene Personen, die in der Regel schlechtere Ergebnisse in Jobprogrammen zeigen. Dazu zählen Menschen mit kognitiven Beeinträchtigungen und/oder einer Negativsymptomatik.

4.4 Leben in der Gemeinschaft

Aus verschiedenen Gründen sollten Menschen mit einer schweren psychischen Erkrankung Interventionen zukommen, die das Leben in der Gemeinschaft ansprechen. Einige Menschen leben vermutlich zum ersten Mal in einer eigenen Wohnung und sind kaum vertraut mit dem Geldmanagement, Kochen, der Hauswirtschaft bzw. anderen IADLs, die für ein unabhängiges Leben unabdingbar sind. Andere haben möglicherweise für einen längeren Zeitraum allein gelebt, besitzen allerdings spezifische Ziele in Bezug auf eine verbesserte Lebensqualität (zum Beispiel Sozialisierung mit anderen Menschen, optimiertes Geldmanagement, vermehrte Teilhabe an Freizeitaktivitäten).

4.4.1 Fertigkeitstraining

Die Herangehensweisen von Fertigkeitstrainings dienen häufig dazu, Menschen mit einer schweren psychischen Erkrankung dabei zu unterstützen, die Fähigkeiten für ein erfolgreiches und zufriedenstellendes Leben in der Gemeinschaft zu entwickeln, wie zum Beispiel eine Wohnung zu bewirtschaften oder Medikamente gemäß Verschreibung einzunehmen. Das breite Feld der sozialen Fähigkeiten liegt in einem weiteren Fokus der Fertigkeitstrainingsprogramme. Menschen mit einer schweren psychischen Erkrankung haben möglicherweise Probleme dabei, ihre Gedanken und Gefühle zu kommunizieren und die Kommunikation anderer zu interpretieren (Couture, Penn, & Roberts, 2006). Folglich können sich beein-

---

12 Work Behaviour Inventory

trächtigte soziale Fähigkeiten störend auf die Entwicklung von zwischenmenschlichen Beziehungen auswirken und Situationen erschweren, in denen eine Interaktion erforderlich ist, wie zum Beispiel bei einer Zusammenarbeit mit Gesundheitsdienstleistern bzw. einer Anfrage an den Vermieter.

Fertigkeitstraining basiert auf Verhaltens- und Lerntheorien und beinhaltet die Identifikation des zu vermittelnden Verhaltens, das Herunterbrechen dieses Verhaltens in kleinere Bauteile und das Vermitteln der Fähigkeiten mittels Vormachen, didaktischem Unterricht und Praxis (Bellack, 2004). Ergänzend zu dem Üben des gewünschten Verhaltens während der Trainingssitzungen, werden regelmäßig Hausaufgaben gegeben, so dass der Einzelne die Fähigkeiten in seinem natürlichen Umfeld anwenden kann. Ein regelmäßiges Feedback zur Verfestigung sind grundlegende Komponenten der Herangehensweise des Fertigkeitstrainings. Die meisten Fertigkeitstrainings finden in Gruppen in Form von Modulen statt. Dabei konzentriert sich jedes Modul auf eine bestimmte Fähigkeit. Einige Programme vermitteln ein breites Spektrum an Fähigkeiten für das Gesellschaftsleben (Patterson et al., 2006), wohingegen sich andere Programme auf eine spezifische Fähigkeit konzentrieren, wie zum Beispiel die Erziehung (Phelan, Lee, Howe, & Walter, 2006) oder Einkaufen (Brown, Rempfer, & Hamera, 2002).

4.4.2 Evidenz für Fertigkeitstraining

Verschiedene systematische Literaturstudien, die die Effizienz des Fertigkeitstrainings untersucht haben, ergaben widersprüchliche Schlussfolgerungen. Eine von Corrigan (1991) durchgeführte Metaanalyse der sozialen Fähigkeiten folgerte, dass Menschen mit einer schweren psychischen Erkrankung neue Fähigkeiten erlangen und aufrechterhalten können. Darüber hinaus fand die Studie heraus, dass die Ergebnisse bei einer ambulanten Betreuung besser waren als bei einer stationären Betreuung. Eine von Dilk und Bond (1996) durchgeführte Level-I-Metaanalyse untersuchte ein breiteres Spektrum an Fähigkeiten und IADLs und fand heraus, dass sich Menschen neue Fähigkeiten aneignen könnten. Dies ist jedoch eine unzureichende Beweisgrundlage für die gefolgerte Verallgemeinerung der Aussage, da spezifische Fähigkeiten untersucht wurden (zum Beispiel Durchsetzungsvermögen). Darüber hinaus wurde die Trainingsdauer mit der Effektgröße in Bezug gesetzt, um zu bezeugen, dass länger andauernde Programme auch effektiver waren.

Im Gegensatz dazu fand die von Pilling und Kollegen (2002) durchgeführte Level-I-Metaanalyse für soziale Fähigkeiten heraus, dass Fertigkeitstraining nutzbringender als andere Interventionen war. Robertson, Connaughton, und Nicol (1998) kamen zu uneindeutigen Ergebnissen, als sie Lebensfertigkeitstrainingsprogramme mit einer traditionellen Rehabilitation, wie zum Beispiel Entspannungs-, Kunst- und Ergotherapie, verglichen. Ein Cochraine-Level-I-Test (Tungpunkom & Nicol, 2008) fand keinerlei Beweise für den Nutzen von Lebensfertigkeitstrainingsprogrammen. Ein Grund für die auseinandergehenden Schlussfolgerungen könnte die Studienauswahl darstellen: Jene Studien, die weniger optimistische Ergebnisse feststellten (Pilling et al., 2002; Robertson et al., 1998; Tungpunkom & Nicol, 2008) waren in Bezug auf die Arten inkludierter Programme stringenter und spezifischer, da ihre Überprüfung auf randomisierte kontrollierte Tests beschränkt war.

Folglich inkludierte diese analytische Überprüfung nur zwei bis neun Studien, wohingegen Dilk und Bond (1996) 68 Studien und Corrigan (1991) 73 Studien einbezogen haben. Das Update des Schizophrenia Port Outcomes Research Team (PORT) sprach die Empfehlung aus, das Fertigkeitstraining als evidenzbasierte Intervention bei Menschen mit einer Schizophrenie anzuwenden (Dixon et al., 2010). Die PORT-Empfehlung basiert auf einer systematischen Überprüfung der Literatur nebst einer Analyse durch ein Expertenpanel.

Zahlreiche Level-I-Studien stützen die Effizienz des Fertigkeitstrainings im Sinne einer Intervention für Menschen mit einer schweren psychischen Erkrankung. In einigen Fällen haben mehrere Studien die Effizienz eines spezifischen Fertigkeitstrainingsprogrammes untersucht. So wurde beispielsweise das Functional-Adaptation-Skills-Training-Programm (FAST) – eine anwendungsorientierte Gruppenintervention, die das Medikationsmanagement, soziale Fähigkeiten, Kommunikationsfähigkeiten, Organisation und Planung, Beförderungsmittel und Finanzmanagement anspricht – in drei randomisierten kontrollierten Tests untersucht (Patterson et al., 2003, 2005, 2006). Eine Studie, die das FAST mit einer Aufmerksamkeitskontrollgruppe unter Abzielen auf persönliche Probleme verglichen hat, fand heraus, dass die Teilnehmer des FAST-Programmes ihre Fähigkeiten im Bereich des täglichen Lebens und ihre sozialen Fähigkeiten gegenüber der Kontrollgruppe verbessern konnten. Es gab jedoch keinen Unterschied im Hinblick auf die Symptomverbesserung (Patterson et al, 2006). Eine Studie des FAST an älteren Erwachsenen im Vergleich zu einer Kontrollgruppe unter TAU[13]-Bedingung ergab markantere Verbesserungen in Bezug auf die Fähigkeiten des täglichen Lebens (Patterson et al., 2003). Das FAST-Programm wurde für eine Latino-Population adaptiert und in Program for Training and Development of Skills in Latinos (PEDAL; Patterson et al., 2005) unbenannt. In einer Studie, die PEDAL mit einer zeitäquivalenten Selbsthilfegruppe verglich, zeigte die PEDAL-Gruppe in Bezug auf das alltägliche Funktionieren gegenüber der Kontrollgruppe eine Verbesserung, nicht jedoch in Bezug auf soziale Fähigkeiten.

Ein weiteres Programm, das in verschiedenen randomisierten kontrollierten Level-I-Studien betrachtet wurde, ist das Social-and-Independence-Living-Skills-Programm der University of California, Los Angeles (UCLA). Das handlungsorientierte UCLA-Programm besteht aus Modulen auf den Gebieten Basiskonversation, Erholung für die Freizeit, Medikationsmanagement und Symptommanagement. In einer der ersten Studien wurde das UCLA-Fertigkeitstrainingsprogramm mit der Supportive-Group-Therapie verglichen (Marder et al., 1996). Mäßige Verbesserungen wurden durch das Fertigkeitstraining im Hinblick auf das soziale Funktionieren verzeichnet. Ferner waren die Ergebnisse optimal, wenn das Training der sozialen Fähigkeiten mit einer niedrig dosierten Medikation kombiniert wurde. In einer Studie, die das UCLA-Programm mit einer handwerksbasierten Ergotherapie verglich, fanden Liberman und Kollegen (1998) heraus, dass die Fertigkeitstrainingsgruppe gegenüber der Ergotherapiegruppe mehr Verbesserungen auf dem Gebiet lebenspraktischer Fähigkeiten, des Selbstwertgefühls und der Gefahr verzeichnen konnte. Das Fertigkeitstrainingsprogramm war sehr intensiv – Drei Stunden Meeting pro Tag über vier Tage die Woche auf sechs Monate verteilt. Die Unterschiede zwischen beiden Gruppen nach sechs Monaten waren zu den 12- und 14-monatigen Follow-Ups nicht mehr signifikant. Auch die kurze Form der UCLA-Module mit 16 Sitzungen á 45 Minuten wurde mit einer Ergotherapie verglichen (Kopelowicz, Wallace, & Zarate, 1998). Die Teilnehmer des Fertigkeitstrainings hatten bei einem Wissens- und Performanztest mit Fokus auf die vermittelten Fähigkeiten innerhalb des Fertigkeitstrainingsprogrammes bessere Punktzahlen als die Teilnehmer der handwerksbasierten Ergotherapiegruppe.

Um die Bedenken in Bezug auf die Abnahme der Follow-Ups und die Verallgemeinerung auf das reale Leben anzusprechen, haben Glynn und Kollegen (2002) das In-Vivo-Amplified-Skills-Training (IVAST) entwickelt, welches die UCLA-Module mit intensivem Fallmanagement kombiniert. Der Fallmanager unterstützt das Fertigkeitstraining durch das Schaffen von Möglichkeiten, die Fertigkeiten in einer natürlichen Umgebung durch die Etablierung von Fördersystemen zum Erhalt des Vermögens für den Einsatz dieser Fähigkeiten, anzuwenden. In einer Studie, in der IVAST mit einem traditionellen Fertigkeitstraining verglichen wurde, schnitt IVAST bzgl. eines besseren und schnelleren Fertigkeitserwerbs erfolgreicher ab (Glynn et al., 2002).

Die UCLA-Module wurden für verschiedene Populationen adaptiert. Die Module wurden in einer Latino-Population mittels eines randomisierten kontrollierten Level-I-Tests betrachtet. Die Ergebnisse zeigten gegenüber einer Gruppe, der die übliche ambulante Pflege zukam, deutlichere Verbesserungen bei den Symptomen und dem Fertigkeitserwerb (Kopelowicz, Zarate, Gonzalez Smith, Mintz, & Liberman, 2003). Funktionale Verbesserungen wurden durch Follow-Ups nicht aufrechterhalten.

Anzai und Kollegen (2002) adaptierten die Kurzfassung des UCLA-Programms für Japaner und untersuchten es mittels eines Vergleiches von dem Fertigkeitstraining mit konventioneller Ergotherapie, bestehend aus Geschicklichkeits-, Realitätsorientierungs- und Arbeitsaufgaben. Das Fertigkeitstrainingsprogramm ergab größere Verbesserungen bei den Lebensfertigkeiten verglichen mit einer handwerksbasierten Ergotherapie.

In einer Adaptation für ambulante Klienten in Spanien, veränderten Moriana, Alarcon und Herruzo (2006) die UCLA-Module für den individuellen Haushalt. Dieser nicht randomisierte kontrollierte Level-II-Test hat die Ergebnisse nur in Relation mit positiven oder negativen Krankheitssymptomen in Verhältnis gesetzt (nicht Fertigkeitserwerb) – wie mit der Positive and Negative Symptome Scale (PANSS; Kay, Fisbein & Opler, 1987) gemessen. Man fand heraus, dass die Interventionsgruppe im Vergleich zu Teilnehmern mit einer konventionellen Intervention niedrigere Punktzahlen hatte.

Die Wirksamkeit von anderen Fertigkeitstrainingsinterventionen wurde mittels randomisierter kontrollierter Level-I-Tests gestützt. In einem 48-wöchigen psychosozialen Fertigkeitstraining mit einer Gruppe aus Mexiko zeigten die Tests im Vergleich zu einer Kontrollgruppe unter TAU-Bedingung bessere

---

13 Treatment-as-usual

Ergebnisse im Bereich der Symptome und des psychosozialen Funktionierens (Valencia, Rascon, Juarez, & Murow, 2007). In einer ergotherapeutischen Studie wurden verbales und empirisches Training im Hinblick auf Geldmanagement miteinander verglichen (Bickes, DeLoache, Dicer, & Miller, 2001). Diese kurze Intervention von nur zwei Wochen resultierte in Verbesserungen für beide Gruppen auf der Skala der Comprehensive Occupational Therapy (COTE; Brayman, Kirby, Misenheimer & Short, 1976), nicht aber bei der Milwaukee Evaluation of Daily Living Skills (Leonardelli, 1988). Zwischen den Gruppen wurden keine Unterschiede aufgedeckt.

Duncombe (2004) untersuchte besonders die Kontexteffekte der Erfahrung durch das Fertigkeitstraining bei Menschen mit einer Schizophrenie. Die Teilnehmer wurden randomisiert festgelegt, um das Kochen entweder in einem klinischen Umfeld oder zu Hause zu erlernen. Beide Gruppen haben ihre Fähigkeit zu kochen erheblich verbessert, doch die Umgebung, in der das Training stattfand, hatte keinen Einfluss auf die Ergebnisse. In einer anderen Studie verwendeten die Forscher ein Brettspiel, um Menschen mit einer Schizophrenie soziale Fertigkeiten zu vermitteln (Torres, Mendez, Merino, & Moran, 2002). Die Teilnehmer wurden einer der drei Gruppen randomisiert zugeordnet:

1. Brettspiel der sozialen Fähigkeiten, psychomotorisches Fertigkeitstraining und motorische aktivitätsorientierte Ergotherapie
2. Training der sozialen Fähigkeiten ohne Brettspiel, psychomotorisches Fertigkeitstraining und motorische aktivitätsorientierte Ergotherapie oder
3. motorische aktivitätsorientierte Ergotherapie.

Mehr Verbesserungen im Bereich der sozialen Fähigkeiten waren unter den Teilnehmern in der ersten Gruppe, welcher das Brettspiel zur Verfügung stand, zu verzeichnen.

Choi und Kwon's (2006) Studie zum Social Cognition Enhancement Training (SCET) inkludierte 36 Sitzungen und fokussierte sich auf die soziale Kognition und die Problemlösung. Sie verglichen das SCET mit der standardisierten psychiatrischen Rehabilitation und fanden heraus, dass bessere Ergebnisse mit dem SCET in Verbindung standen. Sie fanden außerdem heraus, dass bei einigen Fähigkeiten erst nach sechs Monaten der Intervention eine Veränderung eingetreten ist.

In einer Studie, die das Training der sozialen Fähigkeiten und kognitive verhaltenstherapeutische Herangehensweisen miteinander verglich, bemerkten

Granholm und Kollegen (2005) eine Reduzierung der Positivsymptomatik und eine ausgeprägterc soziale Funktion der Interventionsgruppe gegenüber der Kontrollgruppe. Deren Performanzsgrad verbesserte sich jedoch nicht.

Level-II-Studien, in denen nicht randomisierte Gruppen miteinander verglichen werden und Level-III-Einzelgruppen-Pretest-Posttest-Designs haben erstmalig positive Ergebnisse des Fertigkeitstrainings herausgestellt:

- In einer nicht randomisierten Level-II-Studie an älteren Erwachsenen mit einer schweren psychischen Erkrankung, führten Fertigkeitstraining in Kombination mit Gesundheitsmanagement zu besseren Ergebnissen als das Gesundheitsmanagement allein (Bartels et al., 2004).
- In einer Studie eines nicht randomisierten kontrollierten Level-II-Tests mit Modulen zur Bewältigungsstrategie hatten die Interventionsteilnehmer in den Bereichen Hygiene, Selbstwertgefühl und Wahnvorstellungen bessere Ergebnisse als die Teilnehmer einer zusammenpassenden Kontrollgruppe (Leclerc, Lesage, Ricard, Lecomte, & Cyr, 2000).
- Die Teilnehmer eines Rollenentwicklungsprogrammes demonstrierten größere Verbesserungen in den Bereichen soziale Rollen, Fähigkeiten für Aufgaben und zwischenmenschliche Fähigkeiten als die Teilnehmer eines abteilungsübergreifenden Aktivitätenprogrammes im Rahmen eines nicht randomisierten kontrollierten Level-II-Tests (Schindler, 2005).
- Eine erweiterte Fertigkeitstrainingsintervention, welche fünf verschiedene Bereiche des gesellschaftlichen Funktionierens abdeckt, zeigte vom Pretest zum Posttest im Rahmen einer Level-III-Studie Verbesserungen bei den LebensFertigkeiten und Symptomen (Halford, Harrison, Kalyansundaram Moutrey, & Simpson, 1995).
- Eine Aktivitätsgruppe zur Verbesserung des Sozialverhaltens war laut nicht randomisiertem kontrolliertem Level-II-Test effektiver als die Kontrollgruppe auf Grundlage einer verbalen Diskussion (Schindler, 1999).
- Menschen mit einer Schizophrenie verbesserten ihre Einkaufsfähigkeiten vom Pretest zum Posttest nach der 9. Veranstaltung einer Level-III-Einkaufsintervention (Brown, Rempfer, & Hamera, 2002).
- In einer vorausgegangenen Level-III-Pretest-Posttest-Studie, die eine Gruppensitzung im Bereich der Lebensfertigkeiten untersucht hat, hat man

sich auf Lebensmittel und die Ernährung konzentriert. Es wurden keine signifikanten Verbesserungen verzeichnet (Helfrich, Aviles, Badiani, Walens, & Sabol, 2006).
- Eine weitere Studie des Lebensfertigkeitsprogrammes, welches soeben angesprochen wurde, ergab, dass – entgegen der Prognose – jene Teilnehmer mit einer geringeren Punktezahl auf dem Allen Cognitive Level Screen (ACLS)–2000 (Allen, Earhart, & Blue, 1992) mehr Verbesserungen zeigten als Teilnehmer mit mehr ACLS-2000-Punkten (Helfrich, Chan, & Sabol, 2011).
- Eine Level-III-Prestest-Posttest-Studie des Erziehungsprogrammes für Menschen mit einer psychischen Erkrankung ergab eine deutliche Verbesserung der Erziehungsfähigkeiten sowie einen hohen Zufriedenheitsgrad unter den Teilnehmern (Phelan et al., 2006).

4.4.3 Zusammenfassung

Zahlreiche Studien haben die Effizienz des Fertigkeitstrainings für Menschen mit einer ersten psychischen Erkrankung untersucht. Insgesamt zeigt diese Forschungsbasis, dass Menschen mit einer schweren psychischen Erkrankung in der Lage sind, neue Fähigkeiten zu erwerben und aufrechtzuerhalten. Der Nachweis suggeriert auch, dass ausgedehnteres Training auf bessere Ergebnisse abzielt. Es gibt nur eine begrenzte Verallgemeinerung der erlernten Fähigkeiten, weshalb nahegelegt wird, dass es wichtig ist, relevante Fähigkeiten der Person in einer Situation zu eruieren, in der die Fähigkeiten auch angewandt werden. Die Effizienz des Fertigkeitstrainings zur Verbesserung der Symptome ist zweifelhaft, da einige Studien Verbesserungen nennen und andere wiederum nicht.

4.5 Gesundheit und Wohlbefinden

Der Zusammenhang zwischen physischer und psychischer Gesundheit wurde von Ergotherapeuten stets anerkannt, doch erst jetzt wurde dieser Beziehung vermehrt Aufmerksamkeit in Bezug auf Menschen mit einer schweren psychischen Erkrankung geschenkt. Menschen mit einer schweren psychischen Erkrankung leiden häufig unter physischen Erkrankungen. Dennoch wird deren allgemeiner Gesundheitszustand von Gesundheitsdienstleistern eher vernachlässigt. Menschen mit einer schweren psychischen Erkrankung haben mit einer höheren Wahrscheinlichkeit eine Lebensführung, die sich negativ auf die physische Gesundheit auswirkt, inklusive einer sitzenden Tätigkeit, ungesunden Ernährung, Rauchen, wenig Schlaf und mangelnder Sorge um die physische Gesundheit, mehr als der Rest der Bevölkerung (Vreeland, 2007). Die Disparität im Gesundheitswesen ist derart groß, dass eine Studie herausgefunden hat, dass Klienten, die in psychologischer Intervention waren, Jahrzehnte ihres Lebens gegenüber dem Rest der Bevölkerung in den gleichen Staaten durch die Erkrankung verloren haben (Colton & Manderscheid, 2006). Der häufigste Grund war ein Tod infolge einer Herzkreislauferkrankung. Es gibt viele andere Komorbiditäten unter den Menschen mit einer schweren psychischen Erkrankung, die verhindert oder durch einen Lebenswandel inkl. Adipositas, Diabetes, Osteoporose und schlechte Zahngesundheit, bewältigt werden können (Leucht, Burkard, Henderson, Maj, & Sartorius, 2007; Newcomer & Hennekens, 2007).

4.5.1 Evidenz

Es gibt kein allgemeingültiges Modell einer Intervention, um Belange aus den Bereichen Gesundheit und Wohlbefinden bei Menschen mit einer schweren psychischen Erkrankung anzusprechen. Die Ursache liegt teilweise in der aufstrebenden Praxis dieses Handlungsfeldes. Die Bedeutung einer psychosozialen Intervention in Bezug auf die Gesundheit und das Wohlbefinden gewinnt jedoch an Aufmerksamkeit. Die aktualisierte PORT-Empfehlung[14] für Menschen mit einer Schizophrenie suggeriert bspw., dass Menschen mit Übergewicht und einer Adipositas an einem Programm zur Gewichtsreduktion über mindestens drei Monate teilnehmen sollten (Dixon et al., 2010).

Die systematischen Literaturuntersuchungen inkludierten Erkenntnisse aus Interventionen, die in Verbindung standen mit der ergotherapeutischen Praxis. Die systematische Level-I-Überprüfung von Cabassa, Ezell und Lewis-Fernandez (2010) in Bezug auf Interventionen am Lebensstil, um Adipositas, kardiovaskuläre Erkrankungen und Diabetes anzusprechen beinhalteten 23 randomisierte und nicht randomisierte kontrollierte Versuche (Level I und II). Man fand heraus, dass 12 von 23 Studien signifikante Verbesserungen bei der Gewichtsreduktion und dem metabolischen Syndrom verzeichneten.

Ein nicht randomisierter kontrollierter Level-II-Test, der die Effizienz einer Intervention zur Verbes-

---

14 Patient Outcome Research Team

serung der Ernährung und physischen Aktivität zur Gewichtsreduktion untersucht hat, ergab signifikante Verbesserungen beim Gewicht, Body-Mass-Index, Bauchumfang und bei selbstberichteten körperlichen Aktivitäten (Brown, Goetz, Van Sciver, Sullivan, & Hamera, 2006). In einem randomisierten kontrollierten Level-I-Test verglichen Chafetz, White, Collins-Bride, Cooper und Nickens (2008) ein Trainingsprogramm für das Wohlbefinden mit normaler Intervention. Das Wellness-Programm war ein individualisiertes Fertigkeitstraining. Obwohl es eine hohe Abbruchquote gab, verzeichneten die Teilnehmer des Wellness-Programmes größere Verbesserungen im Hinblick auf die wahrgenommenen körperlichen Funktionen und den allgemeinen Gesundheitszustand.

Eine weitere Studie sprach die HIV-Infektion[15] an (Weinhardt, Carey, Carey, & Verdecias, 1998). Dieser kleine randomisierte kontrollierte Level-I-Test belegte, dass Assertivitätstraining effektiv das Durchsetzungsvermögen verbessert, Wissen über HIV und die Verhaltensabsichten bei Menschen mit einer schweren psychischen Erkrankung verbesserten.

Herangehensweisen, die Routinen und Engagement in bedeutsamen Aktivitäten ansprechen, ergaben auch positive Ergebnisse. Frank und Kollegen (2005) verwendeten einen randomisierten kontrollierten Level-I-Test zur Überprüfung der Effizienz der Interpersonal and Social Rhythm Therapy (IPSRT) in der Zeit bis zur Remission bei Menschen mit einer bipolaren Störung. Die IPSRT fokussiert Aspekte des Lebensstils, die in Beziehung zur Aufrechterhaltung täglicher Routinen und Bewältigung von Beeinträchtigungen bei diesen Routinen stehen. Die Ergebnisse zeigten, dass Teilnehmer der IPSRT längere Zeit bis zur nächsten Remission hatten, als Teilnehmer, denen ein intensives klinisches Management zukam.

Edgelow und Krupa (2011) leiteten eine Pilotstudie, um die Effizienz ergotherapeutischer Interventionen zum Zeitmanagement, „Action Over Inertia", zu überprüfen. Diese Herangehensweise bedient sich einer Arbeitsmappe, um das Engagement bei sinnvollen Tätigkeiten zu fördern. Ein kleiner randomisierter kontrollierter Versuch ergab, dass die Interventionsteilnehmer gegenüber Kontrollteilnehmern über 47 Minuten mehr pro Tag damit verbrachten, sinnvollen Tätigkeiten nachzugehen.

Verschiedene Studien haben speziell die Wirkung einer physischen Aktivität auf die psychische Gesundheit untersucht. Ein systematischer Level-I-Test un-

tersuchte die physische Aktivität von Menschen mit Depressionen und Angststörungen und fand heraus, dass eine gesteigerte Aktivität und Trainingsübungen zu einem Rückgang der Angst und Depression führen (Dunn, Trivedi, & O'Neal, 2001). Eine kontrollierte Level-I-Stichprobe, die die Effizienz von Trainingsübungen gegenüber Depressionen untersuchte, ergab, dass eine hohe Dosis an Trainingseinheiten bei der Verminderung von Depressionen und Remissionsraten effektiver war als eine geringere Dosis bzw. eine Kontrollbedingung (Dunn, Trivedi, Kampert, Clark, & Chambliss, 2005).

Unter Verwendung eines Level-II-Quasi-Experimentes untersuchten Hutchinson, Skrinar und Cross (1999) den Effekt des Aerobic-Trainings bei Erwachsenen mit einer schweren psychischen Erkrankung. Jene Menschen, die sich körperlich betätigten, hatten ein besseres Selbstwertgefühl und weniger Depressionen, und es gab sogar eine Tendenz in Richtung Verbesserung der ADL-Performanz und Zufriedenheit. Kelley, Coursey und Selby (1997) nutzten ein Outdoor-Abenteuerprogramm mit einem Level-III-Pretest-Posttest-Design, um die Wirkung von Aktivitäten, wie Wandern, Klettern, Höhlenerkundung und Kanusport, auf Menschen mit einer schweren psychischen Erkrankung zu untersuchen. Sie fanden heraus, dass die Teilnehmer ein gesteigertes Selbstwertgefühl bekamen und dass die Depressionen und die Angst abnahmen. Darüber hinaus kam es zu Verbesserungen in Vertrauen, Zusammenarbeit, Feindseligkeit und zwischenmenschlicher Sensibilität.

Obgleich diese Studien in Bezug auf die Herangehensweisen der Intervention und die erforschten Ergebnisse verschieden sind, gibt es vielversprechende Beweise dafür, dass Menschen mit einer schweren psychischen Erkrankung Veränderungen an ihrem Lebensstil vornehmen können, die die Gesundheit und das Wohlbefinden fördern. Die vermehrte Aufmerksamkeit und Sorge im Hinblick auf die physische Gesundheit von Menschen mit einer schweren psychischen Erkrankung suggeriert, dass in der Zukunft viele diesbezügliche Forschungsergebnisse veröffentlicht werden. Dadurch lässt sich ein eindeutigerer Leitfaden in Bezug auf die effektivsten Arten der Intervention ableiten.

4.6 Kognition

Menschen mit einer ernsten psychischen Erkrankung erfahren oftmals kognitive Beeinträchtigungen. Einige, bei der Schizophrenie gut dokumentierte, ko-

---

15 Humane Immundefizienz-Virus

gnitive Beeinträchtigungen beinhalten Defizite bei der Verarbeitungsgeschwindigkeit, Aufmerksamkeit, dem Arbeitsgedächtnis und der Exekutivfunktion (zum Beispiel verbales Lernen, Problemlösung, soziale Kognition; Green, 2006). Ähnliche Beeinträchtigungen stellen Kernfunktionen einer bipolaren Störung dar und scheinen teilweise bei Menschen mit einer größeren psychosozialen Dysfunktion bekannt zu sein. Bei kognitiven Beeinträchtigungen, die im Zusammenhang mit Depressionen auftreten, anders als bei Schizophrenie und bipolaren Störungen, können signifikante Verbesserungen erwartet werden, wenn die anfänglichen Symptome nachlassen (Gualtieri, Johnson, & Benedict, 2006). Es ist wichtig anzumerken, dass in Bezug auf kognitive Beeinträchtigungen eine hohe Heterogenität vorherrscht. Daher sollten Annahmen über kognitive Beeinträchtigungen einer einzelnen Person nicht einfach auf Basis einer Diagnose geäußert werden.

Ergotherapeuten sollten an diesem Forschungsbereich besonders interessiert sein, da kognitive Einschränkungen Grundlage für Einschränkungen der Betätigungsperformanz von Menschen mit einer schweren psychischen Erkrankung sind. Kognitive Beeinträchtigungen bei einer bipolaren Störung behindern beispielsweise ein erfolgreiches Arbeits-, Familien- und Sozialleben (Sanchez-Moreno et al., 2009). Lysaker und Buck (2007) deuteten auf drei Gründe hin, weshalb kognitive Beeinträchtigungen signifikante Probleme für Menschen mit einer Schizophrenie sind:

1. Begrenzte kognitive Fähigkeiten unterbinden den Fertigkeitserwerb
2. Kognitive Beeinträchtigungen resultieren in einem ausweichenden Bewältigungsstil, wobei die Interaktion mit anderen beschränkt wird
3. Kognitive Beeinträchtigungen verhindern die Entwicklung eines kohärenten Selbstwertgefühls, so dass Menschen mit einer Schizophrenie kaum bei einer Sache bleiben, wenn sich Widrigkeiten auftun.

4.6.1 Kognitive Förderung

Die kognitive Förderung ist eine Herangehensweise bei der Intervention, mit dem Glauben, dass grundlegende kognitive Defizite amelioriert werden, und dadurch Menschen mit einer schweren psychischen Erkrankung eher in der Lage sind, am täglichen Leben teilzunehmen und neue Fähigkeiten zu erlernen. Die kognitive Förderung basiert auf Modellen der neuronalen Plastizität, welche suggerieren, dass neurale Prozesse durch die Teilhabe an Aktivitäten, die auf spezifische kognitive Funktionen abzielen, gefördert werden (Kern, Glynn, Horan, & Marder, 2009). Computerbasierte Aufgaben oder Papier-und-Bleistift-Tests werden typischerweise angewendet, um auf spezifische Bereiche kognitiver Beeinträchtigungen abzuzielen. Die Aktivitäten werden eingestuft und sobald eine Sache sicher beherrscht wird, wechseln die Personen zu Aufgaben, die kognitiv komplexer sind.

Evidenz für kognitive Förderung

Drei systematische Level-I-Tests und eine Level-I-Metaanalyse untersuchten die Effizienz kognitiver Förderung bei Menschen mit einer schweren psychischen Erkrankung. Pilling und Kollegen (2002) machten darauf aufmerksam, dass kognitive Förderung nicht sinnvoll ist, um die grundlegenden kognitiven Funktionen bei einer Schizophrenie zu verbessern. In deren systematischer Überprüfung von drei Studien wiesen McGrath und Hayes (2000) darauf hin, dass es keinen schlüssigen Beweis gibt, der die kognitive Förderung von Menschen mit einer Schizophrenie stützt. Eine weitere kleine Überprüfung von drei Studien, die spezifisch das Training zum Troubleshooting untersucht haben, hat die Effizienz von kognitiver Förderung nicht unterstützt (Xia & Li, 2007).

Auf der anderen Seite ergab eine Metaanalyse, die sowohl Verbesserungen bei eingewiesenen Aufgaben als auch die Verallgemeinerung des psychosozialen Funktionierens untersucht hat, signifikante Verbesserungen mit einer mittleren Effektgröße für die kognitive Performanz und das psychosoziale Funktionieren (McGurk, Twamley, Sitzer, McHugo, & Mueser, 2007). Darüber hinaus fand man heraus, dass bessere Ergebnisse beim psychosozialen Funktionieren erzielt worden sind, wenn die kognitive Förderung mit einer psychiatrischen Rehabilitation kombiniert wurde. Die Unterschiede in den Forschungsergebnissen haben ihre Ursache in der Auswahl der Studien. Jene Überprüfungen, denen keine Unterstützung bei der kognitiven Förderung zugrunde lag, hatten strengere Einschlusskriterien.

Hauptsächlich liefern randomisierte kontrollierte Level-I-Tests Zuspruch für kognitive Tests mit auseinandergehenden Forschungsergebnissen in Bezug auf das Funktionieren. Eine Studie, die von Ergotherapeuten geleitet worden ist, verglich die Instrumental-Enrichment-Intervention (IE), die mittels traditioneller Ergotherapie, im Sinne funktionaler Aufgaben und expressiver Tätigkeiten auf kognitive Beeinträchtigungen abzielte (Hada-Lidor, Katz, Tyano, & Weizman, 2001). Die IE-Gruppe brachte bessere Ergebnisse und Verbesserungen im Arbeits- und Wohnstatus hervor. Dabei gab es keine Unterschiede zwischen den IADLs und dem Selbstkonzept.

Eine Studie des Neurocognitive Training Program (NCR) wies im Hinblick auf einige – nicht alle – Parameter Benefits für die Gruppe aus der kognitiven Förderung gegenüber den Kontrollteilnehmern auf (Wykes, Reeder, Corner, Williams, & Everitt, 1999). Die NCR-Teilnehmer demonstrierten ein größeres Selbstwertgefühl, eine bessere kognitive Flexibilität und ein ausgeprägteres Gedächtnis. Wykes und Kollegen (2003) untersuchten die langfristigen Effekte kognitiver Förderung und fanden heraus, dass gedächtnisbezogene Verbesserungen am längsten brauchten.

Zwei kontrollierte Level-I-Stichproben haben eine computerunterstützte kognitive Förderung mit einer anderen computerbasierten Intervention ohne kognitiv-spezifische Herausforderungen verglichen. Eine der Studien fand heraus, dass sich beide Gruppen in allen bewerteten Bereichen der Kognition verbessert haben (Arbeitsgedächtnis, verbales episodisches Gedächtnis, räumliches episodisches Gedächtnis, Verarbeitungsgeschwindigkeit, logisches Denken; Kurtz, Seltzer, Shagan, Thime, & Wexler, 2007). Das Arbeitsgedächtnis ist der einzige Bereich, in dem die kognitive Fördergruppe der Computerkontrollgruppe überlegen war, wobei nahe lag, dass die Verwendung eines Computers die Auswirkungen auf die Kognition teilweise generalisiert haben könnte.

Umgekehrt ergab eine Studie, in der die computerbasierte kognitive Förderung mit einer Computerkontrollgruppe verglichen wurde, dass die Teilnehmer in der kognitiven Fördergruppe in Bezug auf die allgemeine kognitive Funktion, die psychomotorische Geschwindigkeit und das verbale Lernen bessere Ergebnisse erzielten als die Computerkontrollgruppe (Lindenmayer et al., 2008). Es gab keine Unterschiede zwischen den Gruppen in Bezug auf die Arbeitsperformanz bzw. Symptome.

Das *Integrated Psychological Treatment (IPT)* kombiniert die kognitive Förderung mit dem Fertigkeitstraining. Auf der Grundlage eines Pretest-Posttest-Designs war das IPT förderlich auf dem Gebiet der Symptome, des kognitiven und sozialen Funktionierens und der Lebensqualität (Briand et al., 2006). In einem nicht randomisierten kontrollierten Level-II-Test untersuchten Roder und Kollegen (2002) die kognitive Förderung im Kontext eines Training der sozialen Fähigkeiten. Dabei wurden vier Gruppen

miteinander verglichen; drei wurden als Interventionsgruppen angesehen, die ein Troubleshooting-Training im häuslichen Umfeld, eines Berufsumfeldes bzw. einer Freizeitgruppe untersuchten; die vierte Gruppe, die Kontrollgruppe, bediente sich des IPT. Alle Gruppen verzeichneten Verbesserungen beim psychosozialen Funktionieren, wobei die Kontrollgruppe härtere Rückfälle zu verbuchen hatte.

4.6.2 Kognitives Adaptationstraining

Eine weitere Herangehensweise bei kognitiven Beeinträchtigungen von Menschen mit einer schweren psychischen Erkrankung ist der Versuch, die Umwelt zu adaptieren, um die Beeinträchtigungen zu kompensieren. Velligan und Kollegen (2000, 2006) entwickelten dazu eine schrittweise Herangehensweise, um die Umwelt zu verändern – das sogenannte *Cognitive Adaptation Training*.

Ergotherapeuten wurden in die Entwicklung dieses Modells involviert, um sowohl zur Evaluation als auch zur Intervention beizutragen. Im kognitiven Adaptationstraining wurden zuerst die Menschen mit einer schweren psychischen Erkrankung beurteilt, um die Ausprägung ihrer kognitiven Beeinträchtigung zu bestimmen. In einer Studie (Velligan et al., 2000) wurde der Allen Cognitive Level Test in die kognitive Beurteilung einbezogen. Danach wurden Unterstützung in der Umwelt bzw. Umweltanpassungen eingeflochten, um die kognitiven Anforderungen zu vereinfachen. So werden beispielsweise Schränke und Kästen bereits organisiert; Checklisten für spezifische ADLs und IADLs werden entwickelt; oder Schilder werden verwendet, um Menschen daran zu erinnern, die Tür zu schließen, den Ofen abzuschalten oder den Schlüssel mitzunehmen, wenn sie das Haus verlassen.

Evidenz

Zwei randomisierte kontrollierte Level-I-Tests haben die Effizienz von kognitivem Adaptationstraining untersucht. In der ersten Untersuchung mit insgesamt 45 Teilnehmern, die auf drei Gruppen verteilt waren (kognitives Adaptationstraining, Aufmerksamkeitskontrollgruppe und eine Standardmedikations-Follow-Up-Gruppe), erzielten die Teilnehmer des kognitiven Adaptationstrainings in Bezug auf die Symptomebene, die adaptive Funktion und Rückfälle, bessere Ergebnisse als die beiden anderen Gruppen (Velligan et al., 2000). Eine geringfügig umfangreichere randomisierte Untersuchung mit 60 Teilnehmern, die auf zwei Gruppen verteilt waren, untersuchte spezifisch die individuelle Inanspruchnahme der verfügbaren Unterstützung (Velligan et al., 2006). Eine Gruppe erhielt kognitives Adaptationstraining und die andere Gruppe allgemeine Anpassungen, wie Wecker und Kalender, mit der Erwartung, dass sie sich eine eigene Strategie aufbauen. Die Ergebnisse zeigten, dass die Personen aus dem kognitiven Adaptationsprogramm eher die verfügbare Unterstützung annahmen.

4.6.3 Fehlerfreies Lernen

Ein anderer Weg, um kognitive Beeinträchtigungen zu kompensieren, ist die Veränderung der Lehrmethode. Das *fehlerfreie Lernen (errorless Learning)* ist eine Lehrmethode, die anstrebt, Fehler schon während des Lernprozesses zu eliminieren (Terrace, 1963). Die Theorie sieht vor, dass Fehler, die während des Lernens gemacht werden, als Error-Information im Gedächtnis codiert werden. Wenn nun jemand versucht, eine Erinnerung abzurufen, behindert die falsche Information die Suche nach der richtigen Information. Fehlerfreies Lernen verhindert dabei das Verschlüsseln falscher Informationen. Das fehlerfreie Lernen wiederholt die Praxis üblicherweise auf eine Art, dass der Lernende nicht die Möglichkeit hat, zu raten oder eine Fertigkeits auszuprobieren, sondern zu warten, bis die richtige Information verschlüsselt worden ist.

Fehlerfreies Lernen wurde bereits in vielen Populationen mit kognitiven Beeinträchtigungen, inkl. Personen mit Schizophrenie, angewandt (Kern, Liberman, Kopelwicz, Mintz, & Green, 2002; O'Carrol, Russell, Lawrie, & Johnstone, 1999).

Evidenz

Im Rahmen einer Level-II-Studie wurden Menschen mit einer Schizophrenie in zwei Gruppen aufgeteilt: Menschen mit und Menschen ohne Gedächtnisschwäche (O'Carrol et al., 1999). Die Ergebnisse zeigten, dass sich die Personen mit einer fehlerfreien Lehrmethode mehr Wörter merken konnten als die Personen, die auf klassische Weise gelernt und damit Fehler zugelassen haben. Darüber hinaus zogen die Teilnehmer mit einer Gedächtnisschwäche mehr Nut-

zen aus dem fehlerfreien Lernen, unter der Berücksichtigung, dass diese Herangehensweise durch die Kompensation kognitiver Defizite funktioniert hat.

Weitere Unterstützung des fehlerfreien Lernens brachten Kern und Kollegen (2002), die die Herangehensweise nutzten – besonders mit der Maßgabe einer Einstiegsjobaufgabe -, Menschen mit einer Schizophrenie funktionale Fähigkeiten zu vermitteln. Diese Level-I-Studie ergab, dass Menschen, die das fehlerfreie Lernen praktizierten, bessere Ergebnisse erzielten, als diejenigen, die eine konventionelle Anweisung erhielten. Zudem suggerierte das fehlerfreie Lernen, kognitive Defizite, insbesondere im Wortgedächtnis, zu kompensieren (Kern, Green, Mintz, & Liberman, 2003).

4.6.4 Zusammenfassung

Insgesamt betrachtet sind die Nachweise für die Erforschung kognitiver Interventionen für Menschen mit einer schweren psychischen Erkrankung durchmischt. Obgleich die Nachweise inkonsistent sind, gibt es eine große Untermauerung in der kognitiven Förderung in Bezug auf die Verbesserung der Performanz bei spezifischen kognitiven Aufgaben und nur wenige Nachweise für die Effizienz der Betätigungsperformanz. Fähigkeiten wie die Aufmerksamkeit und das Gedächtnis beispielsweise verbessern sich mittels der kognitiven Förderung. Diese Verbesserung fördert jedoch nicht das bessere Funktionieren in der Gesellschaft; wenn jedoch das kognitive Training sich mehr an den Kompetenzen des realen Lebens orientiert, fallen die Ergebnisse besser aus.

Obgleich es keine signifikante Anzahl jener Studien gibt, die sich mit diesem Konstrukt auseinandergesetzt haben, sind das kognitive Adaptationstraining und fehlerfreies Lernen vielversprechend für eine Verbesserung der Handlungsfähigkeit bei Menschen mit einer schweren psychischen Erkrankung. In den **Tabellen 4-1** und **4-2** sind Fälle aufgelistet, die Beispiele für evidenzbasierte ergotherapeutische Interventionen abbilden.

Tabelle 4–1: Fallbeschreibungen: Ergotherapie bei Erwachsenen mit einer schweren psychischen Erkrankung

Klientenbeschreibung	Evaluation/ Re-Evaluation	Ziele	Interventionen

• Inkl. Diagnose/ Zustand/ Problemmanifestierung
• Kann Beeinträchtigungen, Barrieren für Tätigkeiten, Kontexte enthalten
	• Kann beinhalten
	  – Betätigungsprofil
	  – Verwendete Assessments
	  – Klinische Beobachtung
		• Sollte lediglich die Ziele beinhalten, welche vom Ergotherapeuten erstellt worden sind; nicht von anderen Teammitgliedern oder anderen Sachkundigen	• Sollte nur das beinhalten, was die Ergotherapeutin tut und wofür ihre Kompetenzen erforderlich sind
			• Beschreibungen sollten den Wortlaut enthalten: „Die Ergotherapeutin entwickelt, trainiert, empfiehlt, weist an", etc.

Cara, 25 Jahre alt, möchte gern ans College zurück, um ihren Abschluss zu absolvieren. Sie hat die Diagnose einer bipolaren Störung mit psychotischen Anteilen. Sie nimmt Lithium, um ihre Stimmung zu stabilisieren und Aripiprazol (Abilify), um Wahnvorstellungen zu kontrollieren. Obwohl ihre Symptome relativ kontrolliert werden können, hört sie gelegentlich Stimmen und erlebt rasende Gedanken, so dass es schwierig für sie sein kann, sich auf etwas zu fokussieren. Cara lebt allein in einer Wohnung, ca. fünf Meilen von dem College entfernt, das sie besuchen möchte. Sie erhält eine wohnortsnahe psychische Gesundheitsversorgung, inkl. wöchentlicher Besuche durch einen Fallmanager. Caras Hintergrund ist eine Selbstüberweisung für das Supported-Education-Programm.	• Ihr Betätigungsprofil zeigt, dass Cara zwei Jahre lang am College war, bevor sie die ersten manischen Symptome und Symptome einer Psychose hatte. Sie ist bestrebt, ihren Abschluss in Kunstgeschichte zu machen und schließlich eine Anstellung in einem Kunstmuseum zu finden. Cara sorgt sich um ihre Konzentrationsfähigkeit, was wiederum ihren Erfolg an der Hochschule behindern könnte. Sie ist in Sorge darüber, ob die anderen Studenten und die Fakultät sie nicht akzeptieren werden. • Die Ergotherapeutin verwaltet das Adolescent/Adult Sensory Profile (Brown & Dunn, 2002) und betrachtet Cara als hochsensibel gegenüber Sinnesreizen. Sie deutet darauf hin, dass sie im Hörsaal möglicherweise abgelenkt wird. • Die Ergotherapeutin benutzt eine qualifizierte Beobachtung während des Supported-Education-Unterrichts und findet tatsächlich heraus, dass Cara leicht ablenkbar ist und ihr Selbstvertrauen fehlt.	• Cara wird sich für ein Kunstgeschichtestudium einschreiben, nachdem der Supported-Education-Kurs abgeschlossen ist • Cara wird in die Lage versetzt, sich in ihrem ersten Kurs ausreichend konzentrieren zu können. Bewiesen wird dies durch eine Erfolgsquote von 90 % bei Aufgaben und Tests • Cara wird einen Kommilitonen bestimmen, mit dem sie sich mind. drei Mal pro Semester trifft.	• Die Ergotherapeutin meldet Cara für einen Supported-Education-Kurs an, welcher von ihr entwickelt und geleitet wird. Zum Unterrichtsstoff zählen Computer- und Lernfähigkeiten, das Halten von Präsentationen, die Bewältigung des Universitätssystems und die Strategieentwicklung, um Wohnraum zu bekommen und das Selbstvertrauen zu steigern. • Aktivitäten inkludieren Rollenspiele, um eine Möglichkeit für die Peer-and-Teacher-Advisor-Interaction zu schaffen. • Die Ergotherapeutin gibt eine Einzelunterweisung, um Cara dabei zu helfen, angemessene Vorkehrungen zu treffen, die ihre Konzentrationsfähigkeit fördern, zum Beispiel: Sitzen in der vordersten Reihe des Hörsaales und Schreiben von Testaten in einem separaten Raum ohne Ablenkungen. • Die Ergotherapeutin empfiehlt Ausgleichsaktivitäten und Anpassungen (zum Beispiel Kurszeiten wählen, zu denen Cara am Performanzfähigsten ist, vor den Kursen an körperlicher Betätigung teilhaben, eine Vibrationserinnerung auf dem Telefon einstellen, um ihr zu helfen, sich auf den Kurs zu konzentrieren). • Die Ergotherapeutin trifft sich bei Bedarf mit Cara, um Aufgaben zu priorisieren und ihr bei Sorgen in Bezug auf das Troubleshooting zu helfen. • Die Ergotherapeutin initiiert eine monatliche Gruppentherapiesitzung für Studenten aus dem Supported-Education-Kurs, um sich gegenseitige Unterstützung zu geben und Erfolge zu teilen.

Klientenbeschreibung	Evaluation/Re-Evaluation	Ziele	Interventionen
José, 37 Jahre alt, hat Interesse in Bezug auf die Rückkehr in seinen Beruf bekundet, obwohl er nicht weiß, wo er anfangen soll. Bei José wurde eine Schizophrenie diagnostiziert. Er erhält eine minimale psychische Gesundheitsversorgung. Hauptsächlich werden Medikamente verordnet. José wird an das Berufsteam des wohnortnahen psychischen Gesundheitszentrums verwiesen, um seine beruflichen Absichten zu verfolgen. Das Team um José wird auf einen Rehabilitationsberater, einen Ergotherapeuten und einen Job Coach zurückgreifen.	• Die Ergotherapeutin vervollständigt ein Betätigungsprofil, welches zeigt, dass José eine kurze Berufshistorie hat. Als junger Erwachsener war José im Baugewerbe tätig. Seitdem er 25 ist, war José nicht mehr berufstätig. José genießt es, an der frischen Luft zu sein und Zeit um sich zu haben. Er verbringt viel Zeit damit, durch seine Wohngegend zu laufen und kennt bereits alle dort lebenden Haustiere. Er ist auch mit vielen Ladenbesitzern und Angestellten bekannt. Die Ergotherapeutin bezieht Informationen aus dem Assessment der Self Directed Search (SDS; Holland, 1997) des Rehabilitationsberaters mit ein. Dieser charakterisiert José als realistisch, investigativ und sozial. • Die Ergotherapeutin beobachtet José in seiner ehrenamtlichen Arbeit. Sie bemerkt, dass die anderen Freiwilligen José eher meiden. Er neigt dazu, langwierige Konversationen zu führen und vermisst soziale Signale von seinen Kollegen. Darüber hinaus lässt er regelmäßig wahnhafte Inhalte in die Konversation einfließen. Andererseits zeigt die Aufsichtsführende Verständnis für dessen gesprächige Natur und unkonventionelle Gesprächsthemen. Sie ist erfreut über seine Fähigkeit, an ihn übertragene Aufgaben zu erledigen, über seinen Enthusiasmus und sein Interesse an Tieren. • Die Ergotherapeutin komplettiert die Work Environment Impact Scale (Moore-Corner, Kielhofner, & Olsen, 1998), um Josés Wahrnehmung der Unterstützung und von Hürden in seiner neuen Position in der Tierklinik zu untersuchen. Im Grund genommen fühlt sich José in seiner neuen Umgebung wohl; die Arbeit ist jedoch variabel und er fühlt sich unwohl dabei, um Hilfe oder Erklärung zu bitten.	• José wird eine Stelle als Ehrenamtlicher suchen und antreten, mit mind. 5 Stunden/ Woche in einem Monat. • Wie von seinem Aufsichtsbeauftragten berichtet, wird José die ihm übertragenen Aufgaben im Rahmen des Freiwilligenjobs erfolgreich und mit ausreichender Kompetenz erledigen, um weiterhin tätig zu sein. • José wird die wahnhaften Inhalte bei Gesprächen auf max. 1 x pro Tag reduzieren. • José wird weiterhin mind. 1 x pro Tag eine gegenseitige Konversation mit Kollegen haben und das Gespräch langsam zum Ende bringen, sobald der Kollege mindestens 1 x pro Tag nonverbale Signale für Desinteresse zeigt. • José wird seine zugeteilten 16 Stunden/ Woche arbeiten und eine adäquate Leistungsbewertung bekommen, um seinen Arbeitsplatz beizubehalten.	• Auf der Grundlage des Betätigungsprofils und des SDS empfiehlt die Ergotherapeutin, dass José bei der Suche nach einem freiwilligen Job nach Tätigkeiten schaut, bei denen man mit Tieren arbeitet und man die Chance auf Sozialisierung bekommt. • José bewirbt sich erfolgreich für einen freiwilligen Job, der mit 10 Stunden/Woche angesetzt ist. • José und die Ergotherapeutin treffen sich mit den Kollegen außerhalb der Arbeitszeit, um soziale Beziehungen aufzubauen. Sie diskutieren und erstellen eine Liste mit den Themen, die er bei Gesprächen mit seinen Kollegen vermeiden sollte. Darüber hinaus spielen sie in Rollenspielen mehrere Szenarien zwischen den Kollegen durch. José erhält auf dem Gebiet der nonverbalen Kommunikation Unterricht und erfährt, wie man ein Gespräch höflich beendet. • Die Ergotherapeutin berät sich mit Josés Supervisorin, um zusätzliche Unterstützung am Arbeitsplatz zu finden. Die Supervisorin sucht nach einem geeigneten Kollegen, der bereit und offen dafür ist, mit José zu interagieren. Die Supervisorin schafft Möglichkeiten, damit die beiden Seite an Seite arbeiten können. • Nachdem er monatelang in einem Tierheim gearbeitet hat, bekommt José von seiner Supervisorin die Info, dass in einer Tierklinik eine bezahlte Stelle frei ist, die die Wochenendpflege von Tieren umfasst. Die Ergotherapeutin fungiert als Referenz und José bekommt den Job. • Die Ergotherapeutin trifft sich mit José und der zugeteilten Supervisorin. Die Supervisorin stimmt zu, einen Tagesplan mit Josés Aufgaben aufzuschreiben und ihn vor Arbeitsbeginn morgens durchzusprechen. • Zudem übt José zusammen mit der Ergotherapeutin in Rollenspielen, wie man situationsgemäß um Hilfe bittet. Die Ergotherapeutin trifft sich monatlich mit José außerhalb des Arbeitsplatzes, um Unterstützung zu geben und auftretende Probleme zu lösen.

Klientenbeschreibung	Evaluation/ Re-Evaluation	Ziele	Interventionen
Mai, 22 Jahre alt, mit einer diagnostizierten schweren Depression (Major Depressive Disorder MDD). Sie wurde kürzlich stationär in einem psychiatrischen Akutkrankenhaus aufgenommen. Sie ist sehr zurückhaltend, scheu und spricht nur, wenn sie angesprochen wird.	• Die Ergotherapeutin wendet das Canadian Occupational Performance Measure (COPM; Law et al., 1998) als Bestandteil des Betätigungsprofils an. Mai gibt an, das erste Mal von ihrer Familie getrennt zu sein und kennt noch niemanden aus ihrem Wohnkomplex. Sie fühlt sich von der Verantwortung, allein zu leben, überwältigt und sorgt sich insbesondere um ihr Geldmanagement, wofür sie sich selbst eine 5 von 10 möglichen Punkten für die Performanz, und 3 von 10 möglichen Punkten für die Zufriedenheit gibt. • Die Beurteilung der Kommunikations- und Interaktionskompetenzen (Forsyth, Salamy, Simon, & Kielhofner, 1998) ergab, dass Mai in sozialen Situationen unangenehme Gefühle erlebt. Sie ist sehr zurückhaltend dabei, wenn es darum geht, Gespräche zu initiieren und nimmt kaum Augenkontakt auf. Sie spricht derart leise, dass andere sie oft darum bitten müssen, das Gesagte zu wiederholen. Einige dieser Muster bei der sozialen Interaktion haben ihre Ursache in Mais asiatischem Hintergrund. Mai berichtet, dass sie sich in ihrer asiatischen Familie wohler fühlt.	• Mai wird ein Budgetbestimmen, das sich an ihrem monatlichen Einkommen und an ihren Ausgaben orientiert. • Für die Überweisung der Miete und Energiekosten wird sie Daueraufträge einrichten. • Mai wird eine Erhöhung um mind. 3 Punkte bei der COPM-Methode in Bezug auf ihre Performanz und Zufriedenheit im Geldmanagement berichten. • Mai wird mind. 3 x pro Tag mit Freunden ein Gespräch initiieren. • Im Rahmen eines sozialen Rollenspiels wird Mai 50% der Zeitdauer einer Konversation Augenkontakt halten. • Mai wird den Tonfall ihrer Stimme erhöhen, so dass andere sie max. 2 x pro Tag darum bitten müssen, das Gesagte zu wiederholen.	• Die Ergotherapeutin arbeitet individuell mit Mai im Bereich Geldmanagement. Sie erklärt Mai, wie man ein monatliches Budget festsetzt. Sie arbeiten gemeinsam daran, online Daueraufträge einzurichten, wobei automatisiert Abbuchungen für die Rente und die Miete erfolgen. • Die Ergotherapeutin wendet noch einmal das COPM an, um Verbesserungen im Bereich des Geldmanagements zu beurteilen. • Mai geht zu einer Sozialkompetenztrainingsgruppe, die von der Ergotherapeutin entwickelt wurde und geleitet wird. Die Gruppe skizziert soziale Rollenspiele und Situationen zur Problemlösung, die auf realen Situationen beruhen und die von den Gruppenmitgliedern als Herausforderung angesehen werden. Die Gruppe trifft sich 3 x pro Woche und die Mitglieder erhalten Hausaufgaben, um Kompetenzen außerhalb der Gruppensitzungen zu üben. • Die Ergotherapeutin legt Mai nahe, nach Entlassung, einer wöchentlichen Selbsthilfegruppe beizuwohnen, in der sie weiterhin an ihren Sozialkompetenzen arbeiten und möglicherweise zusätzliche soziale Unterstützung generieren kann.
Stanley, 52 Jahre alt, steht vor einer Zwangsräumung seiner Wohnung, da er Schwierigkeiten damit hat, sich an die Regeln des Vermieters in Bezug auf die Instandhaltung der Wohnung zu halten. Stanley hat eine diagnostizierte Schizophrenie. Er bestätigt seine Schwierigkeiten in Bezug auf den Haushalt, und da er in der Vergangenheit obdachlos war, hat er vor	• Die Ergotherapeutin trifft Stanley in seiner Wohnung, um die Situation zu evaluieren. Sie findet die Wohnung im Chaos vor. Die Ergotherapeutin trifft während ihres Besuches den Vermieter. Eines der Hauptanliegen des Vermieters ist die Tatsache, dass Stanley Lebensmittel so lange liegen lässt, bis sie verdorben sind. Diese Lebensmittel ziehen folglich Insekten an, die sich nicht nur bei Stanley aufhalten, sondern auch in den anliegenden Wohnungen.	• Stanley wird seine Wohnung mithilfe seiner Ergotherapeutin sauber halten, sodass sie der Kontrolle des Vermieters Genüge tut. • Stanley wird seine Wohnung vorschriftsmäßig instand halten und wöchentliche Kontrollbesuche von seiner Ergotherapeutin bekommen.	• Um die bevorstehende Krise zu vermeiden und eine Zwangsräumung zu umgehen sowie die erste Aufgabe des Saubermachens in Angriff zu nehmen, arbeitet die Ergotherapeutin mit einem Familienmitglied zusammen, um für Stanley Strategien aufstellen, die Stanley dabei helfen sollen, die Wohnung vollumfänglich instand zu halten. Während des Meetings der Ergotherapeutin mit dem Vermieter bittet sie um eine Verlängerung der Frist für die Zwangsräumung, um die Wohnung in Ordnung zu bringen. Der Vermieter stimmt zu. Die Ergotherapeutin entwirft mit Stanley einen Vertrag, der die Erwartung an Stanleys Rolle bzgl. der ersten Reinigung und Instandhaltung der Wohnung festsetzt. Als der Vermieter zur

Klientenbeschreibung	Evaluation/ Re-Evaluation	Ziele	Interventionen
allem vor einer erneuten Obdachlosigkeit Angst. Er ist überaus motiviert, seine Wohnung instand zu halten, obwohl sein Vermieter ihm kaum die Zeit gibt, die Situation zu verbessern. Stanley bezieht daheim über das Team der Assertive Community Treatment (ACT) einen psychischen Gesundheitsservice.	• Die Ergotherapeutin erhebt das Performance Assessment of Self-Care Skills (PASS; Holm & Rogers, 1999). Während dieser Assessments ist Stanley in der Lage, die verschiedenen IADLs auszuführen, übersieht jedoch Details und erledigt die Aufgabe nicht zufriedenstellend. Beim Ausfegen des Flures beispielsweise bleibt ein Teil des Schmutzes liegen und Stanley scheint davon keinerlei Notiz zu nehmen. • Die Ergotherapeutin bearbeitet außerdem das Occupational Therapy Cognitive Assessment von Loewenstein (LOTCA; Katz, Itzkovich, Averbuch, & Elazar, 1989) sowie den Test of Everyday Attention (Robertson, Ward, Ridgeway, & Nimmo-Smith, 1994). Stanley hat signifikante Probleme auf allen Gebieten der Aufmerksamkeit und mit der visuell-motorischen Koordination sowie dem Problemlösen. Er verfügt über ein gutes Gedächtnis und gute Verständnisleistungen.		• Kontrolle vorbei kommt, ist er deutlich überrascht über das Ergebnis und gibt Stanley ein positives Feedback. • Die Ergotherapeutin entwickelt Hilfen zur Instandhaltung der Wohnung. Ein Reinigungszeitplan wird aufgestellt, wo Stanley am Ende des Tages die Aufgaben überprüft, die er zu Ende gebracht hat. Stanley stimmt zu, dass die größten Probleme die verfallenen Lebensmittel sind. Es wird ein Schild nach außen an seiner Wohnungstür angebracht, das besagt: „Ich werde die Wohnung nicht verlassen, bevor nicht das Geschirr sauber ist und alle Lebensmittel angemessen verstaut worden sind." • Die Ergotherapeutin wendet Herangehensweisen aus dem Fertigkeitstraining an, wenn sie besondere Aufgaben aus dem Haushalt anspricht. Die Ergotherapeutin instruiert Stanley zum Beispiel im Staubsaugen und erklärt, wie man in einer Ecke beginnt und systematisch den gesamten Boden absaugt. Praxis und Feedback fließen in das Training ein. • Die Ergotherapeutin und Stanley identifizieren Optionen, um Stanley dabei zu helfen, motiviert zu bleiben. Stanley entscheidet sich dafür, 1 × pro Woche einen Freund einzuladen, um einen Film anzuschauen oder gemeinsam zu Mittag/Abend zu essen.
Gerald, 48 Jahre alt, nimmt an einem klientenorientierten Programm teil. Im vergangenen Jahr hat er nach einer Änderung seines Antipsychotikums gegen die Schizophrenie eine beträchtliche Zahl an Kilos zugelegt. Er bekam ein Warnsignal bezüglich seines Zustandes von seinem Arzt, der während einer Intervention aufzeigt, dass Gerald erhöhten Blutdruck und die Symptome einer Prädiabetes hat.	• Beim ersten Wiegen wiegt Gerald 287 Pfund. • Ein Ernährungstagebuch über drei Tage zeigt, dass Gerald häufig in Fast-Food-Restaurant isst und sehr fettige wie auch hochkalorische Optionen aus dem Angebotsbereich auswählt und dass er eine große Menge an Limonade trinkt. • Gerald berichtet, dass er keiner regelmäßigen sportlichen Aktivität nachgeht. In der Vergangenheit spielte er gern Basketball. Er wohnt nahe des Community Colleges, welche auch über eine Outdoor-Strecke verfügt.	• Gerald wird mindestens 10 Pfund im Rahmen eines 12-wöchigen Abnehmprogrammes verlieren. • Gerald legt ein erstes Ziel fest, seinen Limonadenkonsum von 5 auf 2 Dosen pro Tag zu reduzieren. • Gerald plant außerdem, die Anzahl der Besuche in Fast-Food-Restaurants auf 3 × pro Woche zu beschränken und – wenn er auswärts isst – eine gesündere Wahl zu treffen. • Gerald wird einem Sport nachgehen (Laufen oder Basketball), mind. 4 × pro Woche für mind. 30 Minuten pro Aktivität.	• Gerald nimmt an einem 12-wöchigen Abnehmprogramm teil, welches im Rahmen eines klientenorientierten Programmes angeboten wird. Durchgeführt wird es von einem Ergotherapeuten und mitbetreut von einem Ernährungsspezialisten. • Das Abnehmprogramm bedient sich vieler Strategien, inkl. Bildung und Kompetenztraining in Bezug auf die Ernährung und körperliche Aktivität. • In der Gruppe arbeitet die Ergotherapeutin spezifisch mit Gerald und gibt ihm Anweisungen dafür, einfache und gesunde Mahlzeiten zuhause zu kochen und auch im Restaurant gesündere Optionen zu wählen. • In der Gruppensitzung rät die Ergotherapeutin, dass sich die Teilnehmer auch außerhalb zu sportlichen Aktivitäten treffen. Gerald und zwei weitere Gruppenmitglieder, die nahe beieinander wohnen, erstellen Pläne, um gemeinsam Basketball zu spielen und auf die Laufstrecke zu gehen.

Tabelle 4-2: Fallbeschreibung: Ergotherapeuten als Evaluierer, Pädagogen und Trainer

Klientenbeschreibung	Überweisung zur Ergotherapie/ Evaluation der Ergotherapie	Ziele der Ergotherapie basierend auf der OT-Evaluation	Ergotherapeutische Empfehlungen/Training
George, 25 Jahre alt, lebt in seiner eigenen Wohnung in einem unterstützten Wohnprogramm. Er hat einen Job in einer geschützten Werkstatt. Ihm ist ein Fallmanager und Support-Mitarbeiter zugeordnet, die ihm mit den ADLs und IADLs helfen. Berichtete Diagnose: Bipolare Störung, nicht anderweitig spezifiziert, mit Psychosen; Lernbehinderung (Auditive Verarbeitungs- und Wahrnehmungsstörung) Eine Schizophrenie und bipolare Störung sowie eine lange Geschichte bzgl. problematischen Verhaltens in der Gesellschaft gehören zur Familiengeschichte. Aufgrund seiner bewegten Kindheit ist es schwierig, George in Heimen und Wohnungen unterzubringen. In seinem gegenwärtigen Supported Living Program sind seine Interaktionen mit dem unterstützenden Personal in der Unterkunft inkonsequent und sein Negativverhalten schwankt. Nach den Wochenenden bei seiner Familie verbessert es sich grundsätzlich. Der Selbstversorgung und dem Haushalt kommt er nur sehr schlecht nach und zeigt kleptomanes Verhalten.	**Überweisung:** George wurde über ein staatliches Gemeindewohnprogramm in eine Ergotherapie überwiesen, um den derzeitigen Stand in Bezug auf das Funktionieren bei täglichen Routinen zu beurteilen; seine Kompetenzen zur Selbstversorgung und Haushaltsführung sowie die Ressourcen, die zur Unterstützung der physischen und psychischen Funktionen notwendig sind, insbesondere in Bezug auf sein gegenwärtiges betreutes Wohnen **Evaluation:** - Vergangenheitsanalyse - Interviews mit George und den Mitarbeitern in der betreuten Unterkunft. - Ist-Aufnahme (zum Beispiel ADLs, zwischenmenschliche Interaktionen, funktionale und soziale Performanz), die durch das unterstützende Personal komplettiert wird. Klinische Beobachtung bei gesellschaftlichen Interaktionen, am Arbeitsplatz und zu Hause. Standardisierte Beobachtung (zum Beispiel Allen's kognitiver Level Test and Routine Task Inventory); Adult Sensory Profile; Comprehensive Test of Visual Functioning	- Das unterstützende Personal (Anbieter) in der Unterkunft wird Dienstleistungen anbieten, die zu Georges funktionalen Fähigkeiten passen und so den Zugang zur Unterstützung und den Gebrauch davon zu vereinfachen, damit er seinen Platz in der Gesellschaftsunterkunft beibehalten kann. - Das Betreuungspersonal im betreuten Wohnen wird Georges funktionale Fähigkeiten und in Beziehung stehende Verhaltensweisen (die Maßnahmen erfordern) besser verstehen, um mit ihm auf eine vorurteilsfreie Weise arbeiten zu können. - Das unterstützende Personal wird ihn verstärkt beobachten und dabei Kommunikationsfähigkeiten mit den folgenden Zielen im Hinterkopf behalten: - Herangehensweisen in Abhängigkeit von Georges Funktionieren während der Intervention berücksichtigen und adaptieren - Negative Interaktionen vermeiden - Benötigte Dienste anbieten, um im Haushalt und bei der Selbstversorgung zu unterstützen	**Programm/System:** - George sollte Zugang zu einer 24-Stunden-Unterstützung zur Lösung von auftretenden Problemen haben. Unterstützung muss in einer konkreten und vorurteilsfreien Form erfolgen, d.h. im Rahmen seiner Möglichkeiten der Informationsverarbeitung. **Umwelt:** - Dienstleistungsträger im betreuten Wohnen sollten bauliche Maßnahmen ermöglichen, George im Rahmen seines unmittelbaren Sichtfeldes visuelle oder gestikulierte Hinweise geben, wenn sie ihn in Selbstversorgung und Hauswirtschaft unterrichten. Hinweise auf und Vermitteln von Fertigkeiten müssen zur gleichen Zeit und nach demselben Muster erfolgen, um das Verschlüsseln der Informationen in Georges prozeduralem Gedächtnis zu unterstützen. - Die Aufgaben des Betreuungspersonals sollten zielorientiert und konkret sein und starke manuell-manipulative Eigenschaften haben, um zu ermöglichen, dass er in die Lage versetzt wird, die Aufgaben erfolgreich zu Ende zu bringen. - George sollte dazu ermutigt werden, Aktivitäten in seinen Alltag aufzunehmen, die seinen sensorischen sowie einen starken fühlbaren und propriozeptiven Input fördern und organisieren, um Verhaltensauffälligkeiten zu minimieren. **Training (Ablauf beim Baden):** - Einen Plan für das Betreuungspersonal in der Unterkunft entwickeln, um eine Atmosphäre beim Baden zu schaffen, in der sich George wohlfühlt. - Eine Baderoutine schaffen, die eine konsistente Abfolge an Schritten für George enthält, um die körperliche Pflege, die für das Arbeitsumfeld notwendig ist, aufrechtzuerhalten.

Note. ADLs _ activities of daily living; IADLs _ instrumental activities of daily living. *Created by Linda T. Leonard, OTR/L.*

5 Schlussfolgerung für Praxis, Ausbildung und Forschung

5.1 Schlussfolgerung für die Praxis

Diese Literaturübersicht zeigte, dass es signifikante Nachweise für die zahlreichen Interventionen innerhalb der Ergotherapiepraxis gibt, die die Performanzfertigkeit effizient verbessern. Ergotherapeuten müssen „auf dem Gebiet der evidenzbasierten Forschung sachkundig sein und diese ethisch und angemessen anwenden, um die Ergotherapie konsistent mit den besten Praxisansätzen durchführen" (AOTA, 2010, S. 417). Die folgenden allgemeinen Empfehlungen basieren auf den in dieser Literaturübersicht beschriebenen Belegen:

- Menschen mit einer schweren psychischen Erkrankung sind in der Lage, neues Wissen und neue Fertigkeiten zu erlangen. Die Interventionen im Rahmen der Ergotherapie sollten das spezifische Wissen und die erforderlichen Kompetenzen für einen erfolgreichen Abschluss des Einzelnen in einem notwendigen beziehungsweise gewünschten Betätigungsbereich identifizieren.
- Wissens- und Fertigkeitstraining werden verbessert, wenn die Interventionen individuell angeboten werden und dabei auf eine Art und Weise zurückgegriffen wird, die für den Alltag relevant und anwendbar ist und über eine ausgedehnte Zeit in das Training eingebaut wird (zum Beispiel Monate gegenüber Tagen oder Wochen).
- Klientenbasierte Praxis, die die persönliche Wahl des Klienten in Zusammenarbeit entwickelt, führt zu besseren Ergebnissen.
- Ergotherapeuten sollen Input liefern und Pläne für die initiale Intervention kreieren, die auf den Wünschen des Einzelnen basieren.
- Verbesserungen treten am wahrscheinlichsten in Gebieten auf, die sich am engsten an der Intervention orientieren; kognitive Interventionen verbessern beispielsweise die Kognition, Kompetenztraining ergibt Verbesserungen bei gezielten Kompetenzen bzw. Supported Employment wirkt sich auf die Fähigkeit des Klienten aus, eine Arbeit zu finden. Es ist eher unwahrscheinlich, dass eine Verallgemeinerung der Befähigung zu Kompetenzen auftritt, ohne dass dieser Effekt gezielt angestrebt wurde. Kognitive Interventionen verbessern beispielsweise nicht allgemein die Ergebnisse der Betätigungsperformanz, sofern sie bei der Betätigung nicht in den Fokus gesetzt worden sind (zum Beispiel kognitives Kompetenztraining wird in Berufs- und Sozialkompetenztraining eingebaut). Ergotherapeuten sollten dann jene Intervention auswählen, die sich am engsten am beabsichtigten Ziel orientiert.
- Die Interventionen in einer realen Umgebung sind effektiver als Interventionen, die Vortraining bzw. vorherige Ausbildung für die Kompetenzbildung in therapeutischen Interventionen üben. Die Supported Modelle (Education und Employment) zeigen, dass Vortraining weniger effektiver ist als die Anstellung in einem richtigen Arbeits- bzw. Bildungsumfeld sowie das Training und die Unterstützung, die in diesen realen Umgebungen erworben werden.
- Die Adaptierung der Umwelt ist eine sinnvolle Herangehensweise zur Verbesserung der Handlungsfähigkeit des Einzelnen mit einer schweren psychischen Erkrankung. Das kognitive Anpassungstraining und Arbeitsplatzanpassungen kompensieren kognitive, sensorische und andere Beeinträchtigungen, die sich störend auf ein erfolgreiches Gesellschaftsleben auswirken. Ergotherapeuten werden dahingehend qualifiziert, die Umgebung zu adaptieren und können diese Herangehensweise nutzen, um alle Betätigungsbereiche anzusprechen.

5.2 Schlussfolgerung für die Ausbildung

Bei der Vorbereitung angehender Ergotherapeuten müssen Dozierende bzgl. aktueller Nachweise auf dem neuesten Stand sein, um die besten Interventionspraktiken vermitteln zu können. Die ergotherapeutische Ausbildung hat sich nicht immer auf die aktuellsten evidenzbasierten Praktiken für Menschen mit einer schweren psychischen Erkrankung fokussiert. Diese Praxisrichtlinien bieten eine wertvolle Ressource für aktuelle Informationen, die Ergotherapeuten nutzen können, um einen geeigneten Kursus zu entwickeln. Ergotherapeutische Dozierende sollten beispielsweise sicherstellen, zukünftige Therapeuten darauf vorbereiten, evidenzbasierte Praktiken wie Supported Education, Supported Employment, Kompetenztraining und kognitive Förderung anzubieten. Darüber hinaus sind die Nachweise schnelllebig und Dozierende müssen zusätzliche Strategien entwickeln, um diese Praxisrichtlinien beim Auftreten neuer Nachweise zu erweitern.

5.3 Schlussfolgerung für die Forschung

Es gibt eine zunehmende Zahl an wissenschaftlichen ergotherapeutischen Arbeiten für die Intervention von Menschen mit einer schweren psychischen Erkrankung, obwohl die Ergotherapie in diesem Fachgebiet bislang noch keine Hauptrolle gespielt hat. Obgleich es viele individuelle Studien gibt, existieren kaum zusammenhängende Nachweise, die die Interventionen, welche von den Ergotherapeuten entwickelt bzw. eingeführt worden sind, belegen. In dieser Literaturübersicht haben wir die Interventionen mit der etabliertesten Untermauerung identifiziert, für die eine standarisierte Interventionssweise bzw. ggü. der Intervention geschaffen worden sind.

Ergotherapeuten haben dabei gezögert, standarisierte Interventionsweisen zu entwickeln. Dies kann an dem Schwerpunkt der Ergotherapie auf einer Individualisierung liegen, der einher geht mit dem Recovery-Prinzip. Die Standardisierung der Intervention negieren die Individualisierung der Intervention nicht. Darüber hinaus ermöglicht die Standardisierung den Parallelversuch der Interventionsstudien, vereinfachen den Vergleich der Studien, die die gleiche Intervention vorschlagen und schaffen eine größere Transparenz und ein größeres Verständnis bestimmter Herangehensweisen für eine Intervention. Ergotherapeutische Forscher tragen die Verantwortung gegenüber der Gesellschaft, Standards für die Intervention zu entwicklen, wenn sie Interventionen und diesbezügliche Studien entwerfen.

Die Kriterien bezüglich Evidenzlevel und Empfehlungsgrad (A, B, C, I, D) basieren auf den Standardbezeichnungen der Agency for Healthcare Research and Quality (2009). Die vorgeschlagenen Empfehlungen basieren auf der vorhandenen Evidenz und beinhalten die klinische Einschätzung der Experten im Hinblick auf die Bedeutung ihres Nutzens.

A: Es gibt starke Evidenz dafür, dass Ergotherapeuten in Frage kommenden Klienten diese Intervention routinemäßig anbieten sollten. Es wurde gute Evidenz dafür gefunden, dass die Intervention wichtige Outcomes verbessert und der Nutzen gegenüber einem Schaden klar überwiegt.

B: Es gibt moderate Evidenz dafür, dass Ergotherapeuten in Frage kommenden Klienten diese Intervention routinemäßig anbieten sollten. Mit hoher Sicherheit ist der reine Nutzen moderat oder es besteht moderate Gewissheit, dass der reine Nutzen moderat bis erheblich ist.

C: Es gibt schwache Evidenz dafür, dass die Intervention die Outcomes verbessern kann. Es wird empfohlen, die Intervention wahlweise, auf Grundlage des professionellen Urteils und der Klientenpräferenzen, anzubieten. Es herrscht zumindest moderate Gewissheit darüber, dass es einen geringen Nutzen gibt.

I: Es gibt keine ausreichende Evidenz, um zu entscheiden, ob Ergotherapeuten die Intervention routinemäßig anbieten sollten oder nicht. Belege dafür, dass die Intervention effektiv ist, fehlen, sind von schlechter Qualität, widersprüchlich und das Verhältnis von Nutzen und Schaden kann nicht bestimmt werden.

D: Es wird empfohlen, dass Ergotherapeuten entsprechenden Klienten die Intervention nicht anbieten. Es wurden zumindest ausreichende Hinweise darauf gefunden, dass die Intervention ineffektiv ist oder der Schaden den Nutzen überwiegt.

Tabelle 5-1: Empfehlungen für ergotherapeutische Interventionen bei Erwachsenen mit einer schweren psychischen Erkrankung

Betätigungs-bereiche	Empfohlen	Keine Empfehlung	Nicht empfohlen
Allgemein	Supported Employment oder Individual Placement and Support (IPS) um die Chance auf eine wettbewerbsfähige Anstellung oder andere berufliche Ziele zu erhöhen, insbesondere für die Programme mit einer ausgeprägten Wiedergabetreue ggü. Des IPS-Modells (A)	Supported Employment, um nicht berufliche Ziele zu verbessern (C)	Berufsvor-bereitungs-programme
	Supported Education, um das Ziel einer Hochschul-ausbildung zu erreichen (B)	Fähigkeit, Lebens- und Sozialfertigkeitstraining zu generalisieren von einem Umfeld bzw. Kompetenz-bereich auf einen anderen zu übertragen (I)	
	Training für Lebens- und Sozialkompetenzen, mit erweitertem Training in einer natürlichen Umgebung (B)		
	Kompetenztraining plus Gesundheitsmanagement (B)		
	Einkaufsgruppe, um Einkaufskompetenzen zu verbessern (C)		
	Erziehungskompetenzprogramm (C)		
	Interventionen in Bezug auf den Lebensstil, um gesunde Verhaltensweisen in Bezug auf Adipositas und das Meta-bolische Syndrom zu fördern (A)		
	Körperliche Aktivität, Bewegung und Outdoor-Aktivitäten verbessern die Symptome bei einer Depression und Angst-gefühlen (B)		
	Geldmanagementtraining (I)		
Performanzfertigkeiten			
Kognitiv	Kognitive Förderung, um Lebenskompetenzen zu fördern, die sich an der realen Praxis orientieren (B)	Kognitive Förderung zur Verbesserung der Lebenskompetenzen ohne die reale Praxis (I)	
	Kognitives Fertigkeitstraining in Verbindung mit Supported Employment (B)		
	Training für soziale Kognition und Problemlösung (B)		
	Kognitive Trainingsmaßnahmen zur Verbesserung der kognitiven Fähigkeiten (B)		
Emotions-regulation	Training für die Emotionsregulation und Sozialkompetenzen in Verbindung mit Supported Employment (B)	Stressmanagement in Verbindung mit einem Jobprogramm (I)	
	Aktivitätsgruppe, um soziale Interaktionskompetenzen zu verbessern (C)		
Performanzmuster			
Routinen	Zwischenmenschlicher und sozialer Rhythmus, Therapie um Routinen für Menschen mit einer bipolaren Störung zu etablieren und aufrechtzuerhalten (B)		
Rollen	Ein Programm für die klientenzentrierte Rollenentwicklung, um Aufgaben und zwischenmenschliche Fähigkeiten für soziale Rollen herauszubilden (C)		
Kontext und Umwelt	Unterstützung in der Umwelt fördern das adaptive Funktionieren (A)		
	Kochkenntnisse werden in einem klinischen Setting und daheim verbessert (B)		
	Ein Programm zur Arbeit zu Hause in Vorbereitung einer gesellschaftsbasierten Anstellung (C)		
Aktivitätsan-forderungen	Evaluation des Arbeitsverhaltens, um jobbezogenes Feedback in Kombination mit Supported Employment anzubieten (B)		

6 Anhänge

A Vorbereitung und Qualifikation von Ergotherapeuten und Ergotherapie-Assistenten

Wer sind Ergotherapeuten?
Um als Ergotherapeutin zu praktizieren, hat die Person in den Vereinigten Staaten:
- das vom Accreditation Council for Occupational Therapy Education (ACOTE®) bzw. seinen Vorgängerorganisationen zertifizierte ergotherapeutische Programm absolviert;
- erfolgreich einen Zeit lang Praxiserfahrung unter Begleitung eines erfahrenden Ergotherapeuten gesammelt in einer dafür anerkannten Bildungseinrichtung, die den akademischen Anforderungen an ein Bildungsprogramm für Ergotherapeuten, das durch die ACOTE bzw. Vorgängerorganisationen zertifiziert worden ist, anerkannt wurde;
- hat einen national anerkannten Aufnahmetest für Ergotherapeuten bestanden; und
- erfüllt die staatlichen Anforderungen für die Zulassung, Zertifizierung bzw. Registrierung.

Bildungsprogramme für Ergotherapeuten
Diese beinhalten Folgendes:
- Biologie, Physische-, Sozial- und Verhaltenswissenschaften
- Grundprinzipien der Ergotherapie
- Theoretische Perspektiven der Ergotherapie
- Screening-Erfassung
- Formulierung und Implementierung eines Interventionsplanes
- Kontext von Berufsausübung
- Management der ergotherapeutischen Dienste (Master-Abschluss)
- Mitarbeiterführung und Management (Doktorat)
- Berufsethik, Werte und Verantwortlichkeiten

Die praktische Arbeit als Bestandteil des Programmes wurde dafür entworfen, kompetente und generalistische Berufseinsteiger in der ergotherapeutischen Ausbildung zu entwickeln, indem eine Vielzahl an Erfahrung über Klienten aller Altersgruppen in einer Vielzahl von Behandlungssettings vermittelt wird. Die praktische Arbeit ist ein integraler Bestandteil des Curriculums des Kurses, beinhaltet vertiefte Erfahrung in der Anwendung von ergotherapeutischer Behandlung gegenüber Klienten und fokussiert die Anwendung von zielgerichteter und aussagekräftiger Betätigung beziehungsweise Forschung, Administration und Management von ergotherapeutischen Dienstleistungen. Die Erfahrungen aus der praktischen Arbeit dienen der Förderung des Clinical Reasoning und der reflektierenden Praxis, um die Werte und Vorstellungen, die die ethische Praxis ermöglichen, zu leiten und Professionalismus sowie Kompetenzen in Karrierezuständigkeiten zu entwickeln. Von Doktoranden wird verlangt, eine empirische Untersuchung durchzuführen, die sie in die Lage versetzt, erweiterte Kompetenzen, über das generalistische Niveau hinaus, zu entwickeln.

Wer sind Ergotherapie-Assistenten?
Um als Ergotherapie-Assistent zu arbeiten, hat die Person in den Vereinigten Staaten:
- das vom ACOTE bzw. seinen Vorgängerorganisationen zertifizierte Programm für ergotherapeutische Assistenten absolviert
- erfolgreich einen Zeit lang Praxiserfahrung unter Begleitung eines erfahrenden Ergotherapeuten gesammelt in einer dafür anerkannten Bildungseinrichtung, die den akademischen Anforderungen an ein Bildungsprogramm für Ergotherapeuten, das durch die ACOTE bzw. Vorgängerorganisationen zertifiziert worden ist, anerkannt wurde;
- einen national anerkannten Aufnahmetest für Ergotherapeuten bestanden und

- erfüllt die staatlichen Anforderungen für die Zulassung, Zertifizierung bzw. Registrierung.

Bildungsprogramme für den Ergotherapeuten

Diese beinhalten Folgendes:
- Biologie, Physische-, Sozial- und Verhaltenswissenschaften
- Grundprinzipien der Ergotherapie
- Theoretische Perspektiven der Ergotherapie
- Screening-Erfassung
- Formulierung und Implementierung eines Interventionsplanes
- Kontext von Berufsausübung
- Assistenz im Organisieren von Ergotherapie

Die praktische Arbeit als Bestandteil des Programmes wurde dafür entworfen, kompetente und generalistische Berufseinsteiger in der ergotherapeutischen Ausbildung zu entwickeln, indem eine Vielzahl an Erfahrung über Klienten aller Altersgruppen in einer Vielzahl von Behandlungssettings vermittelt wird. Die praktische Arbeit ist ein integraler Bestandteil des Curriculums des Kurses und beinhaltet vertiefte Erfahrung in der Anwendung von ergotherapeutischer Behandlung gegenüber Klienten und fokussiert die Anwendung von zielgerichteter und aussagekräftiger Betätigung. Die Erfahrungen aus der praktischen Arbeit dienen der Förderung des Clinical Reasoning und der reflektierenden Praxis, um die Werte und Vorstellungen, die die ethische Praxis ermöglichen, zu leiten und Professionalismus sowie Kompetenzen in Karrierezuständigkeiten zu entwickeln.

Regulierung der ergotherapeutischen Praxis

Alle Ergotherapeuten und ergotherapeutische Assistenten müssen nach föderalem und staatlichem Gesetz agieren. Derzeit haben 50 Staaten, der District of Columbia, Puerto Rico und Guam Gesetze zur Regulierung der ergotherapeutischen Praxis beschlossen.

B Selected CPT™ Codes for Occupational Therapy Evaluations and Interventions for Adults With Serious Mental Health Illness

The following chart can guide making clinically appropriate decisions in selecting the most relevant *CPT* code to describe occupational therapy evaluation and intervention for clients with serious mental health illness. Occupational therapy practitioners should use the most appropriate code from the current *CPT* manual based on specific services provided, individual patient goals, payer policy, and common usage.

Examples of Occupational Therapy Evaluation and Intervention	Suggested *CPT* Code(s)
Evaluation	
▪ Evaluate/assess client's overall physical and mental condition through data gathering from multiple sources, including referral source, occupational profile, interview, performance.	**97003**—Occupational therapy evaluation **97004**—Occupational therapy reevaluation
▪ Administer, interpret, and report findings from specific standardized assessments deemed appropriate on the basis of the results of the evaluation process. Examples of common assessments used by the occupational therapist for this population can be found in Table 1 of the main document.	**96125**- Standardized cognitive performance testing (e.g., Ross Information Processing Assessment) per hour of a qualified health care professional's time, both face-to-face time administering tests to the patient and time interpreting these test results and preparing the report
▪ Participate in a team conference as part of a diagnostic team in which the team members convey evaluation findings, diagnoses, and recommendations to a client's family.	**99366**—Medical team conference with an interdisciplinary team of health care professionals, face-to-face with patient and/or family, 30 minutes or more, participation by non-physician qualified health care professional
▪ Participate in a team conference as part of a diagnostic team in which the team members review evaluation findings and clarify diagnostic considerations and recommendations prior to meeting with a client's family.	**99368**—Medical team conference with an interdisciplinary team of health care professionals, patient and/or family not present, 30 minutes or more, participation by non-physician qualified health care professional
Intervention	
▪ Design and have the client train in a daily aerobic exercise program to be completed at home or another venue (e.g., YMCA, swimming pool).	**97110**—Therapeutic procedure, one or more areas, each 15 minutes; therapeutic exercises to develop strength and endurance, range of motion, and flexibility **97113**—Aquatic therapy with therapeutic exercises

(continued)

Examples of Occupational Therapy Evaluation and Intervention	Suggested *CPT* Code(s)
Intervention *(continued)*	
▪ Develop a "sensory kit" to modulate emotion dysregulation within a specific sensory system. ▪ Train client in use of sensory stimulation to effect change in performance (e.g., being on time for appointments, waking up).	**97112**—Therapeutic procedure, one or more areas, each 15 minutes; neuro-muscular reeducation of movement, balance, coordination, kinesthetic sense, posture, and/or proprioception for sitting and /or standing activities
▪ Develop and train client in the use of occupation-based activities to reduce stress and increase ability to perform avocational or work tasks.	**97530**—Therapeutic activities, direct one-on-one patient contact by the provider (use of dynamic activities to improve functional performance), each 15 minutes
▪ Train client in the use of memory exercises to enhance the ability to remember telephone numbers and e-mail addresses while at home or work.	**97532**—Development of cognitive skills to improve attention, memory, problem solving (includes compensatory training), direct (one-on-one) patient contact by the provider, each 15 minutes
▪ Develop methods (e.g., using alarm clock or phone) to provide alert to take medication. ▪ Develop compensatory strategies and schedules to ensure safe completion of daily personal and household activities (e.g., bathing, meal preparation, washing clothes, household cleaning). ▪ Teach client coping skills to facilitate performance of daily activities. ▪ Train client in methods of adapting environments, habits, and routines to improve specific areas of occupations/activities (e.g., activities of daily living, sleep, meal preparation, hygiene).	**97535**—Self-care and home management training (e.g., activities of daily living and compensatory training, meal preparation, safety procedures, and instruction in use of assistive technology devices/adaptive equipment), direct one-on-one contact by the provider, each 15 minutes
▪ Teach client skills for using public transportation. ▪ Design training program to improve client's social skills while engaging in community activities (e.g., shopping)	**97537**—Community/work reintegration training (e.g., shopping, transportation, money management, avocational activities and/or work environment/modification analysis, work task analysis, use of assistive technology device/adaptive equipment), direct one-on-one contact by the provider, each 15 minutes
▪ Direct a group cognitive remediation program focused on social skills development.	**97150**—Therapeutic procedure(s), group (2 or more individuals; report 97150 for each member of group); group therapy procedures involve constant attendance of the physician or therapist, but by definition do not require one-on-one patient contact by the physician or therapist

Note. The *CPT* 2012 codes referenced in this document do not represent all of the possible codes that may be used in occupational therapy evaluation and intervention. Not all payers will reimburse for all codes. Refer to *CPT 2012* for the complete list of available codes.

CPT^TM is a trademark of the American Medical Association (AMA). All rights reserved.

Codes shown refer to *CPT 2012. CPT* codes are updated annually. New and revised codes become effective January 1. Always refer to annual updated *CPT* publication for most current codes.

C Evidenzbasierte Praxis

Eine der größten Herausforderungen, welcher Gesundheitssysteme, Serviceanbieter, öffentliche Bildungsträger und politische Entscheidungsträger gegenüberstehen, ist die Gewährleistung, dass knappe Ressourcen effizient eingesetzt werden. Das wachsende Interesse an der Ergebnisforschung und evidenzbasierten Medizin über die vergangenen 30 Jahre und das aktuellere Interesse an evidenzbasierten Ausbildungen können teilweise durch diese Änderungen in der Systemebene der Vereinigten Staaten und international erklärt werden. Als Antwort auf das kostenorientierte Gesundheitssystem, in das die Ergotherapie oftmals eingebettet ist, werden Ergotherapeuten und Ergotherapie-Assistenten regelmäßig darum gebeten, den Wert der von ihnen angebotenen Dienstleistung anhand wissenschaftlicher Nachweise zu rechtfertigen. Die wissenschaftliche Literatur dient als wichtige Quelle der Legitimität und Autorität, um den Wert von Gesundheitsdienstleistungen zu argumentieren. Auf diese Weise wird an Ergotherapeuten und andere Gesundheitsfürsorgepraktiker appelliert, wissenschaftliche Literatur zu verwenden, um den Wert der Interventionen und der Instruktionen ggü. den Klienten zu demonstrieren.

Laut Law und Baum (1998, S. 13) verwendet die *„evidenzbasierte ergotherapeutische Praxis"* einschlägige Untersuchungen in Kombination mit klinischem Wissen und Clinical Reasoning, um Entscheidungen über die Interventionen, die für den spezifischen Klienten effektiv sind, zu treffen. Eine evidenzbasierte Perspektive basiert auf der Annahme, dass wissenschaftliche Nachweise über die Effizienz der ergotherapeutischen Intervention als mehr oder minder stark gerechtfertigt und im Hinblick auf eine Hierarchie des Forschungsdesigns und eine Beurteilung der Forschungsqualität als gültig eingestuft werden.

Die American Occupational Therapy Association (AOTA) verwendet standardisierte Nachweise, die – abgewandelt – aus der evidenzbasierten Medizin stammen. Dieses Modell standardisiert und klassifiziert den Nutzen des wissenschaftlichen Nachweises für die biomedizinische Praxis, indem es das Bewertungssystem aus **Tabelle C-1** zugrunde legt.

Das *Level I*, die höchste Nachweisstufe, inkludiert Studien, die die systematische Überprüfung von Literaturgrundlagen, Metaanalysen und kontrollierten Stichproben darstellen. In kontrollierten Stichproben werden die Ergebnisse einer Intervention mit den Ergebnissen einer Kontrollgruppe verglichen. Dabei erfolgt die Zusammenstellung der Gruppen randomisiert. Dieses Design stärkt die Schlussfolgerung, dass der Effekt (abhängige Variable) durch die Intervention bewirkt worden ist (unabhängige Variable).

Level-II-Nachweise setzen sich aus Studien zusammen, in denen die Zuordnung zu einer Intervention bzw. Kontrollgruppe nicht randomisiert erfolgt (d.h. Kohortenstudien). Level-III-Nachweise bestehen aus Studien, die sich keiner Kontrollgruppe bedienen. Level-IV-Studien sind experimentelle Einzelfallstudien mit mind. einer marginalen Manipulation der unabhängigen Variable. Level-V-Studien beinhalten deskriptive Fallberichte, in denen der Autor eine Beschreibung des Interventionsprogrammes und das Ergebnis für die Serviceempfänger darlegt.

In dieser Überprüfung werden – sofern die Nachweise für die Level I, II und III der ergotherapeutischen Praxis zulänglich waren – nur diese Level verwendet, um bestimmte Fragen zu beantworten. Falls jedoch die Nachweise höherer Level fehlen und die Nachweise für die Ergotherapie als Level IV und V klassifiziert worden sind, dann werden die Studien dieser Level einbezogen.

Tabelle C-1: Nachweislevel für die Ergebnisse ergotherapeutischer Forschung

Nachweislevel	Definitionen
Level I	Systematische Überprüfung, Metaanalysen, kontrollierte Stichproben
Level II	Zwei Gruppe, nicht randomisierte Studien (zum Beispiel Kohorten, Fallkontrolle)
Level III	Eine Gruppe, nicht randomisiert (zum Beispiel vorher und nachher, Pretest und Posttest)
Level IV	Deskriptive Studien, die eine Ergebnisanalyse enthalten (zum Beispiel Single-Subject-Design, Fallserien)
Level V	Fallberichte und Expertenmeinung, die die Überprüfung und Konsenserklärung von Erzählliteratur beinhaltet

Seit 1998 hat die AOTA eine Serie an evidenzbasierten Praxisprojekten (EBP) eingeführt, die ihren Mitgliedern bei der Herausforderung des Findens und Überprüfens von Literatur assistiert, um Nachweise zu identifizieren, und, wiederum, die Erkenntnisse aus den Nachweisen zur Information der Praxis zu nutzen (Lieberman & Scheer, 2002).

Gemäß der evidenzbasierten Philosophie von Sackett, Rosenberg, Gray, Haynes und Richardson (1996), basieren die durchgeführten AOTA-Projekte auf dem Prinzip, dass das EBP der Ergotherapie sich auf die Integration von Information aus drei Quellen verlässt: (1) klinische Erfahrung und Clinical Reasoning, (2) Präferenzen von Klienten und deren Familien, und (3) Erkenntnisse aus der besten verfügbaren Forschung.

Ein primärer Fokus der EBP-Projekte der AOTA liegt auf einem fortlaufenden Programm systematischer Überprüfungen multidisziplinärer Wissenschaftsliteratur, die fokussierte Fragestellungen und standardisierte Prozesse nutzt, um praxisrelevante Nachweise zu identifizieren und Auswirkungen für die Praxis, Bildung und Forschung zu diskutieren. Die systematische Überprüfung von Literatur, die für Erwachsene mit einer schweren psychischen Erkrankung relevant ist, verstärkt unser Verständnis für die Grundlagen dieses bedeutenden Praxisfeldes.

Hintergrund

Innerhalb der AOTA gibt es seit vielen Jahren fortlaufende Anstrengungen, um einen stärkeren Fokus auf die psychische Gesundheit und Ergotherapie zu richten. Ein Teil dieser Anstrengungen beinhaltete die Bestimmung verschiedener Ad-Hoc-Gruppen, um angesichts der Profession jene Themen der psychischen Gesundheit anzusprechen, die für die Erfüllung der AOTA *Centennial Vision* (AOTA, 2007) integral sind. Die 2006 in einer Abgeordnetenversammlung verabschiedeten Empfehlungen sollten Nachweise schaffen und verbreiten, die die Ergotherapie in Bezug auf die psychische Gesundheit unterstützen, und evidenzbasierte Untermauerung zu erweitern, um fokussierte Fragestellungen in Bezug auf Wirksamkeit von Interventionen mit dem Recovery-Prinzip bei Schizophrenie und Stimmungsschwankungen zu erforschen.

Die hierin beschriebenen Nachweise stellen die Ergebnisse zwei systematischer Überprüfungen dar, die im Rahmen des Evidence-Based Literature Review Project der AOTA entwickelt worden sind. Eine systematische Überprüfung wurde von der AOTA als Teil einer akademischen Partnerschaft mit der Eastern Kentucky University (EKU) als wesentliches Forschungsprojekt, welches die Anforderungen an einen Master-Abschluss ohne Thesis erfüllt. Die zweite systematische Überprüfung wurde durch die AOTA als Teil einer akademischen Partnerschaft mit dem Medical College of Georgie (MCG) unterstützt. Zwei Studenten der Ergotherapie nahmen an dem Projekt teil mit ihren Master-Abschluss-Arbeiten.

Methodik

Für die erste akademische Partnerschaft nahmen drei Studenten der EKU, ein Fakultätsberater und AOTA-Projektmitarbeiter an der Überprüfung teil. Der EKU-Fakultätsberater und die AOTA-Projektmitarbeiter entwickelten den fokussierten Fragenkatalog. Eine Beratergruppe, bestehend aus Ergotherapeuten, Ausbildern und Forschern mit Expertise auf dem Gebiet psychischer Gesundheit gaben den Input zur Entwicklung der Fragen. Die EKU-Studenten erarbeiteten mithilfe des AOTA-Teams und der Beratergruppe eine Suchstrategie, um Aspekte wie die Population, Einschluss- und Ausschlusskriterien sowie – basierend auf der Population, Interventionen und Ergebnisse – Schlüsselsuchwörter zu inkludieren.

Die Schlüsselsuchwörter für Interventionen basierten auf den folgenden Betätigungsbereichen der *Occupational Therapy Practice Framework: Domain and Process* (AOTA, 2008b[16]): Arbeit, instrumentelle Aktivitäten des täglichen Lebens (inkl. Haushaltsführung und Kochen) und Bildung. Um eine schwere psychische Erkrankung zu instrumentalisieren, verwendete die Gruppe die Definition des Zentrums für psychische Gesundheitsdienste, nach der eine Person eine mind. 12-monatige Beeinträchtigung hat (mit Ausnahme von Substanzmissbrauch), um die Kriterien gemäß *Diagnostic and Statistical Manual of Mental Disorders (DSM-IV-TR;* American Psychiatric Association, 2000) zu erfüllen, und nach der eine schwerzunehmende Beeinträchtigung vorliegt (Substance Abuse Mental Health Services Administration Public Health Services Act, 1993). **Tabelle C-2** zeigt eine umfassende Aufstellung der Suchbegriffe für beide systematische Überprüfungen. Die inkludierten Artikel erfüllen die folgenden Kriterien: veröffentlicht in einer peer-reviewten Fachzeitschrift, beschränkt auf englischsprachige Artikel, die Teilnehmer hatten eine diagnostizierte schwere psychische Erkrankung und waren im Alter zwischen 18 und 65 Jahren. Interventionen fanden innerhalb des Betätigungsfeldes

---

16 Der Text bezieht sich auch auf das OTPF in der 2. Auflage.

Tabelle C-2: Suchbegriffe für die systematische Überprüfung ergotherapeutischer Interventionen bei Erwachsenen mit einer schweren psychischen Erkrankung

Kategorie	Schlüsselsuchbegriffe: engl.	Schlüsselbegriffe: deutsch
Klienten-/Klientenpopulation	Serious mental illness, chronic mental illness, serious and persistent mental illness, severe mental illness, personality disorder, anxiety disorder, psychosis, psychotic disorder, schizophrenia, mood disorder	Schwere psychische Erkrankung, chronische psychische Erkrankung, schwere und anhaltende psychische Erkrankung, schwerwiegende psychische Erkrankung, Persönlichkeitsstörung, Angstzustände, Psychose, psychotische Störung, Schizophrenie, Stimmungsschwankung
Intervention	Child care (parenting, parents, child rearing, parent–child relations), meal preparation (menu planning, cooking, food-related skills, meal planning), home management (housekeeping, household management, laundry skills, ironing, repair, cleaning, gardening/yard work), shopping (grocery shopping, clothes shopping), time management (activity diary, individual time use, time, time factor, routines), safety (home safety, prevention, safety risks), education exploration (learning, career counseling, nonprofessional education), volunteer exploration (volunteerism, social participation, voluntary workers), retirement explo ration (retiree), work exploration (occupation, vocation, job, employment, work), identifying an area of interest in work/education employment seeking (interest inventories, interests, personality traits, vocational interests, self-evaluation, career planning, vocational aptitude), employment seeking (interviewing, vocational rehabilitation, resume writing, employability, job search, assistance, sheltered workshops, employment, unemployment), job performance (work performance, employee attitude, work ethic, schedules, work tolerance, occupational stress, work environment, work habits, routines, relationships, compliance with rules/policies) Communication interaction in relation to employment, volunteer, home management, child care (interpersonal relations, verbal/nonverbal processing abilities, communication counseling, listening skills, conversational skills, social communication, communicative skills); simulated/practice in employment, volunteer, home management, child care (psychodrama, social stories, simulation, modeling, coaching); decision making (decision making skills, problem solving, problem-solving skills, thinking skills); activity groups in volunteer, home management, child care (programming, group counseling, group work, occupational therapy groups); skill training (living skills training, social skills training, community living skills training, self management, functional adaptation skills training, psychosocial intervention, everyday living skills training, daily living skills); psychosocial clubs (Fountain House, clubhouse); assertive community treatment; psychosocial rehabilitation; psychiatric rehabilitation	Kinderbetreuung (Erziehung, Eltern, Kindererziehung, Eltern-Kind-Beziehungen), Essenszubereitung (Speiseplanung, Kochen, nahrungsbezogene Kompetenzen, Ernährungsplan), Haushaltsmanagement (Haushalt, Hauswirtschaft, Bewältigung der Wäschereinigung, Bügeln, Reparieren, Reinigen, Garten-/Hofarbeit), Einkaufen (Lebensmittel, Kleidung), Zeitmanagement (Tätigkeitstagebuch, individuelle Zeitverwendung, Zeit, Zeitfaktor, Routinen), Sicherheit (Sicherheit zu Hause, Prävention, Sicherheitsrisiken), Bildungsweg (Lernen, Karriereberatung, nicht-berufliche Ausbildung), Freiwilligendienst (Ehrenamt, soziale Teilhabe, Volontär), Renteneintritt (Rentner), berufliche Laufbahn (Tätigkeit, Beruf, Job, Arbeitsplatz, Arbeit), berufliche und bildungsbezogene Interessen für die Jobsuche identifizieren (Interest Inventories, Interessen, Persönlichkeitsmerkmale, berufliche Interessen, Selbstauswertung, Karriereplanung, Berufseignung), Anstellungssuche (Vorstellungsgespräche, berufliche Rehabilitation, Abfassen des Lebenslaufes, Arbeitsfähigkeit, Jobsuche, Hilfe, Behindertenwerkstätten, Beschäftigungsverhältnis, Arbeitslosigkeit), berufliche Performanzfertigkeit (ArbeitsPerformanz, Einstellung der Mitarbeiter, Arbeitsmoral, Terminpläne, Arbeitstoleranz, beruflicher Stress, Arbeitsumfeld, Arbeitsgewohnheiten, Routinen, Beziehungen, Compliance in Bezug auf Regeln/Grundsätze) Kommunikative Interaktion in Bezug auf das Beschäftigungsverhältnis, Volontär, Haushaltsmanagement, Kinderbetreuung (zwischenmenschliche Beziehungen, (non-)verbale Verarbeitungsfähigkeiten, Kommunikationsberatung, Hör- und Konversationsfähigkeiten, soziale Kommunikation, Kommunikationsfähigkeiten, simulierte/praktische Beschäftigung, Volontär, Haushaltsmanagement, Kinderbetreuung (Psychodrama, Social Stories, Simulation, Erstellen eines Modells, Coaching), Entscheidungsfindung (Kompetenzen für die Entscheidungsfindung, Problemlösung, Kompetenzen für die Problemlösung, Denkvermögen); Aktivitätsgruppen für den Freiwilligendienst, das Haushaltsmanagement, die Kinderbetreuung (Programmgestaltung, Gruppenberatung, Gruppenarbeit, ergotherapeutische Gruppen); Kompetenztraining (Kompetenztraining in Bezug auf die Lebensfähigkeit, die Sozialkompetenz und das gesellschaftliche Leben, Selbstorganisation, funktionale Adaptation, psychosoziale Intervention, alltägliche lebenspraktische Fertigkeiten); psychosoziale Clubs (Fountain House, Clubhaus); Assertive Community Treatment; psychosoziale Rehabilitation; psychiatrische Rehabilitation

Kategorie	Schlüsselsuchbegriffe: engl.	Schlüsselbegriffe: deutsch
Vergleich		Nicht vorhanden
Ergebnisse	Occupational performance and role competence in paid and unpaid employment (volunteer opportunities, home management, education)	Die berufliche Performanz und Rollenkompetenz bei (un-)bezahlten Anstellungen (Freiwilligendienst, Haushaltsmanagement, Bildung)

ergotherapeutischer Praxis statt. Lediglich die Überprüfungen, die nach Level-I (d.h. kontrollierte Stichproben, systematische Überprüfungen, Metaanalysen), Level-II (d.h. nicht randomisierte klinische Versuche, Kohortenstudien) und Level-III (d.h. vorher – nachher, Einzelgruppendesign) klassifiziert worden sind, wurden einbezogen. Ausgeschlossen wurden Studien, die älter als 1990 waren, Level-IV- und Level-V-Nachweise, rein qualitative Methoden zugrunde legten, nicht begutachtet worden sind, geriatrische und pädiatrische Interventionen verwendeten oder Interventionen, die außerhalb des Tätigkeitsbereiches ergotherapeutischer Praxis lagen. Die Suche in der Datenbank beinhaltete den Cumulative Index to Nursing and Allied Health Literature (CINAHL), MEDLINE, PsycINFO, HealthSTAR, Alternative Medicine (AMED), Social Work Abstracts, das Central Register of Controlled Trials und Database of Systematic Reviews von Cochrane, die Datenbank der Abstracts of Effects, den American College of Physicians (ACP) Journal Club und den OTseeker.

Eine erste Suche wurde mit Unterstützung eines Forschungsbibliothekar des EKU abgeschlossen. Darüber hinaus führte ein medizinischer Bibliothekar mit Erfahrung in der Durchführung systematischer Überprüfungen eine zweite Suche durch, indem er einen Filter der McMaster University (http://www.urmc.rochester.edu/hslt/miner/digital_library/evidence_based_resources.cfm) nutzte. Die Liste aus über 950 Zitaten und Abstrakten aus beiden Suchen wurde überprüft und 145 potenzielle Artikel wurden gemäß der Einschluss- und Ausschlusskriterien evaluiert. Jene Artikel, die für einen Einschluss selektiert worden sind, wurden analysiert und kritisch beurteilt. Individuelle Artikel wurden in einer Nachweistabelle zusammengefasst. Ein Critically Appraised Topic (CAT) fasste weiterhin zusammen und stellte die Informationen dar, so dass sowohl die Nachweistabelle als auch das CAT zur Überprüfung an die AOTA-Mitarbeiter und den Projektberater übergeben wurden. Die Studenten präsentierten den Prozess der Überprüfung und der Zusammenarbeit mit der AOTA als Bestandteile der Anforderungen für ihr Master-Projekt. Insgesamt wurden 46 Artikel für die ab-

schließende Analyse im Rahmen der Überprüfung ausgewählt. Davon gehörten 37 zu Level-I-Studien, 5 zu Level-II-Studien und 4 zu Level-III-Studien.

Für die akademische Partnerschaft mit dem MCG hat eine Beratergruppe bestehend aus Ergotherapeuten, Ausbildern (inklusive MCG-Fakultät) und Forschern auf der Grundlage einer Expertise auf dem Gebiet der psychischen Gesundheit, AOTA-Mitarbeitern und einem Berater für die AOTA-EBP-Projekte einen fokussierten Fragenkatalog für die systematische Überprüfung entwickelt. Das MCG-Team hat mithilfe der AOTA-Mitarbeiter und der Beratergruppe eine Suchstrategie entwickelt, die die Population mit einbezieht sowie Einschluss- und Ausschlusskriterien und – basierend auf der Population, Interventionen und Ergebnisse – Schlüsselbegriffe, die den von der EKU-Gruppe entwickelten Begriffen entsprechen. Die in der Überprüfung enthaltenen peer-reviewten Artikel werden den folgenden Kriterien gerecht: veröffentlicht in einer Fachzeitschrift, beschränken sich auf die englische Sprache, die Teilnehmer hatten eine diagnostizierte schwere psychische Erkrankung und waren im Alter zwischen 18 und 65 Jahren und Interventionen fanden innerhalb des Betätigungsfeldes ergotherapeutischer Praxis statt. Lediglich die als Level-I-, Level-II- oder Level-III-Nachweis bestimmten Studien wurden inkludiert. Studien, die vor 1990 veröffentlicht worden sind, die Level-IV- bzw. Level-V-Nachweise waren, die sich ausschließlich qualitativer Methoden bedienten, die nicht begutachtet, die auf geriatrische oder pädiatrische Populationen beschränkt waren oder Interventionen darstellten, die außerhalb der ergotherapeutischen Praxis erfolgten, wurden herausgenommen. Durchsuchte Datenbanken waren CINAHL, MEDLINE, PsycINFO, HealthSTAR, AMED, Social Work Abstracts, das Central Register of Controlled Trials and Database of Systematic Reviews von Cochrane, die Database of Abstracts of Effects, der ACP Journal Club und OTseeker.

Die Suche in den Datenbanken wurde durch einen medizinischen Bibliothekar mit Erfahrungen in der Durchführung systematischer Überprüfungen hat, durchgeführt, indem er einen Filter der McMaster University   (http://www.urmc.rochester.edu/hslt/

miner/digital_library/evidence_based_resources.cfm) nutzte. Zusammenfassungen wurden für alle Zitate aus dieser Überprüfung gesucht. Alle Zusammenfassungen wurden auf Zotero geladen (http://www.zotero.org), eine freie webbasierte Erweiterung des Mozilla Firefox Zitiermanagers, um alle Zusammenfassungen und Artikel zu handeln.

Alle im Rahmen der Suche identifizierten Zusammenfassungen wurden von mind. drei Personen, die an dem Projekt gearbeitet haben, unter Verwendung der oben genannten Einschluss-/Ausschlusskriterien überprüft. Insgesamt 101 Artikel wurden zusammengetragen und einzelnen Prüfern zugeordnet. Nach erster Durchsicht stellte sich heraus, dass einige Artikel nicht die Einschlusskriterien erfüllen. Sie wurden von der finalen Überprüfung ausgeschlossen. Zusätzliche Artikel wurden mittels der Überprüfung von Referenzlisten und durch Handsuchen herangezogen. Die verbleibenden Artikel, welche alle Einschlusskriterien erfüllten, wurden analysiert, kritisch beurteilt und in einer Nachweistabelle zusammengefasst. Eine CAT hat weiterhin die Informationen zusammengefasst und synthetisiert. Sowohl die Nachweistabelle als auch das CAT wurden an die AOTA-Mitarbeiter und den Projektberater zur Prüfung übermittelt. Die Erkenntnisse aus den Studien, die die in die systematischen Überprüfungen inkludiert worden sind, dienten auch der Ableitung evidenzbasierter Empfehlungen. Diese Empfehlungen für die ergotherapeutische Praxis bei Erwachsenen mit einer schweren psychischen Erkrankung sind in **Tabelle 5-1** zu finden. Die Empfehlungen basieren auf der Nachweiskraft eines vorgegebenen Themas aus der systematischen Überprüfung in Kombination mit den Expertenmeinungen der überprüfenden Autoren und Inhaltsexperten, die diese Richtlinie überprüfen. Die Nachweiskraft wird an der Anzahl an Artikeln festgemacht, die in einem vorgegebenen Thema enthalten sind, dem Studiendesign und den Einschränkungen dieser Artikel. Die überprüfenden Autoren und anderen Inhaltsexperten brachten klinische Expertise in Bezug auf den Wert der Anwendung einer vorgegebenen Intervention in der Praxis. Die empfohlenen Kriterien basieren auf einer Standardsprache, die vom U.S. Preventive Services Task Force of the Agency for Health Care Research and Quality entwickelt worden ist. Weitere Informationen im Hinblick auf diese Kriterien sind zu finden unter http://www.uspreventiveservicetaskforce.org/uspxx.

31 der in die Überprüfung inkludierten Artikel waren Level-I-Studien, 13 Level-II-Studien und 6 Level-III-Studien. Die Nachweistabelle aller Artikel in beiden Überprüfungen findet sich in **Anlage D**. Insgesamt 96 Artikel wurden in die Überprüfung der beiden fokussierten Fragestellungen einbezogen. Obgleich die Überprüfung veröffentlichte Literatur aus dem Bereich der Ergotherapie und angeschlossenen Fachgebieten enthielt, brachten alle Studien Nachweise innerhalb des Wirkungsbereiches der Ergotherapie hervor. Siebundsechzig (71 %) der Artikel zählten zum Level I und 85 (89 %) der Artikel zu Level I oder Level II, was eine Einbeziehung der Nachweise im Rahmen der Überprüfung auf dem höchsten Level bedeutete.

Zu den Einschränkungen in den Studien, die bei der Überprüfung herangezogen worden sind, zählten mangelnde Randomisierung, Mangel an Kontrollgruppen, kleine Probengröße, Mangel an Blinding der Forscher bei der Zuteilung von Interventionen, begrenzte Follow-Ups und Stichprobenverzerrung. In mehreren Studien war die Abbruchquote der Teilnehmer groß und es wurde möglicherweise nichts dokumentiert. Ferner beschrieben etliche Studien nicht die Versuchs- und Kontrollbedingungen, anderen dagegen unterschieden sich die Interventions- und Vergleichsgruppe in der Intensität der Intervention. In einigen Studien wurde über die Ergebnismessungen nicht berichtet, in etlichen Studien waren die Ergebnismessungen ähnlich der Intervention. Die Definition bzw. Beschreibung des ergotherapeutischen Programmes variierten auch von Studie zu Studie. Die Verallgemeinerung der Ergebnisse einer Vielzahl von Studien war begrenzt, sobald eine Studie geschlechterspezifisch war bzw. wenn die Studie nicht in den Vereinigten Staaten stattgefunden hat.

D Übersicht zur Evidenz

Evidence Table D1. Mental Health Recovery Model in the Areas of Community Integration and Normative Life Roles

Author/Year	Study Objectives	Level/Design/Participants	Intervention and Outcome Measures	Results	Study Limitations
Level I					
Anzai et al. (2002)	Examine effectiveness of the Community Re-entry Model when adapted for Japanese psychiatric patients in teaching the knowledge and skills required to live and participate in the community	I—Randomized controlled trial $N = 29$ Group 1 = 14 Group 2 = 15 Mean duration of illness: 20.5 years Mean age: 46.8 years Mean hospitalization: 4 years	*Intervention:* Group 1: Community Re-entry Module: highly structured curriculum that consists of sessions on medication, relapse, finding housing and psychiatric care in the community, reducing stress, and coping Group 2 (control): Conventional occupational rehabilitation program, consisting of arts and crafts, reality orientation groups, and work assignments in the hospital *Outcome Measures:* ■ Hospital discharge rates; ■ REHAB Scale ■ A 21-item instrument from Community Re-entry module	Group 1 had significant increase in knowledge and skills on a 21-item instrument at 1-year follow-up. Group 2 showed no significant gains. 10 of 14 Group 1 members were discharged from the hospital; only 3 from Group 2 were discharged. At 1-year follow-ups, the Community Re-entry group lost some skills but were still significantly higher than baseline. On the REHAB scale, Group 1 had improved scores and Group 2 had no change.	Small group sizes. Conducted in Japan. Focus of measurement was medication management that was specifically taught to one group but not the other.
Beynon, Soares-Weiser, Woolacott, Duffy, & Geddes (2008)	Determine the effectiveness of psychosocial intervention for the prevention of relapse in bipolar disorder	I—Systematic review and meta-analysis $N = 12$ studies involving psychosocial interventions of a adults with bipolar disorder I or II	*Intervention:* Interventions included cognitive–behavioral therapy (CBT), family therapy, group psycho-education, case management, and integrated group therapy. *Outcome Measures:* Defined as relapse that required rehospitalization or the need for additional treatment	CBT in combination with usual treatment is effective in preventing relapse. There is reasonably good evidence that group psycho-education is more effective than nonstructured groups in preventing relapse. Family therapy was found not to be more effective in reducing relapse; however, the comparison groups involved used active therapy, which could have reduced differences in outcomes. Insufficient evidence exists to fully evaluate care management and integrated group therapy.	In general, studies that investigated psychosocial interventions were small, and there was varied quality. There was an insufficient number of studies to determine whether one approach was better than the others in reducing relapse.

(continued)

Evidence Table D1. Mental Health Recovery Model in the Areas of Community Integration and Normative Life Roles (*continued*)

Author/Year	Study Objectives	Level/Design/Participants	Intervention and Outcome Measures	Results	Study Limitations
Buchain, Vizzotto, Henna Neto, & Elkis (2002)	Determine the effectiveness of occupational therapy in conjunction with pharmaceutical interventions on social skills in clients with treatment-resistant schizophrenia	I—Randomized controlled trial $N = 26$ Experimental group, $n = 14$ Control group, $n = 12$	*Intervention:* The experimental group received a combination of occupational therapy and clozapine. Participants had a free choice of activities performed within the group. The control group received only clozapine. *Outcome Measures:* Participants were assessed at baseline and monthly, or a total of 7 times with the Scale of Interactive Observation in Occupational Therapy.	Occupational therapy intervention was more effective overall with appropriate medication than medication alone, particularly from Month 4 to the end of the study.	The means by which the authors determined the statistical findings was not clear. Small sample size and large attrition. The study was conducted in Brazil; thus the results may not generalize to U.S. samples.
Cabassa, Ezell, & Lewis-Fernandez (2010)	Evaluate the effectiveness of lifestyle intervention outcome studies to lower risk and morbidity associated with obesity, cardiovascular disease, and diabetes for persons with serious mental illness	I—Systematic review $N = 23$ studies: randomized and nonrandomized controlled trial, and single-group studies, published between 1980 and 2009	*Intervention:* Lifestyle interventions provided to persons with serious mental illness included weight management, cognitive–behavioral treatment, physical activity, and exercise. *Outcome Measures:* Outcomes included weight, BMI, blood pressure, and health promotion (e.g., self-efficacy, health-related quality of life).	12 of 23 studies reported significant improvements either in weight loss or metabolic syndrome risk factors in participants who took part in a lifestyle intervention program.	Limitations of the studies incorporated into the review include numerous outcome measures, small sample sizes, and heterogeneity of study designs.
Chafetz, White, Collins-Bride, Cooper, & Nickens (2008)	Evaluate the effectiveness of the addition of a wellness training (WT) program to standard care (basic primary care; BPC) for individuals with significant mental illness to improve perceived health status, self-efficacy, and psychosocial function	I—Randomized controlled trial $N = 309$ BPC, $n = 154$ WT, $n = 155$ Participants were recruited from short-term crisis residential units. Diagnostic conditions primarily included depressive disorders, schizophrenia, and bipolar affective disorders. Exclusion criteria included dementia or a single diagnosis of an adjustment disorder.	*Intervention:* Usual care (BPC) is an established part of a crisis residential unit (health assessments, immediate or short-term care, health education, and referrals). Intervention included up to 12 months of WT (an individually administered, manualized skills training program, The Personal Health Profile). Clients were interviewed at baseline, 6 months, 12 months, and 18 months. *Outcome Measures:* • Medical Outcomes Health Survey Short Form 36 (SF–36) • Health-related self-efficacy • Global Assessment of Functioning (GAF) to assess psychosocial function	Significant differences in linear change by study group were found on the SF–36 Physical Functioning and General Health scales, controlling for baseline severity of illness and the alcohol and drug scores measured at each interview. Other scales of the SF–36 did not differ by study group; neither did scores for self-efficacy or the GAF.	Higher attrition in the WT group during follow-up interviews. Reliance on self-reported data. Small number of WT participants actively used the services available.

Chan, Lee, & Chan (2007)	Compare the Transforming Relapse and Instilling Prosperity (TRIP) ward program led by occupational therapists with traditional activities-based ward occupational therapy (WOT) in an acute care setting	I—Randomized controlled trial *N* = 81 TRIP, *n* = 44 WOT, *n* = 37 18- to 63-year-old old males; diagnosis of schizophrenia or schizoaffective disorder	*Intervention:* TRIP consisted of 10 sessions related to illness management and health promotion conducted by an occupational therapist using a semi-structured format with didactic presentation followed by open discussion. WOT had an equivalent length of time and frequency as TRIP. It consisted of a normal routine selected by the clients. Content included clerical or craft work tasks and recreational and leisure activities. *Outcome Measures:* ▪ Scale of Unawareness of Mental Disorder (SUMD) ▪ SF–36 Medical Outcomes scale Readmission rates were counted at 3 months to 12 months, with odds ratio relapse rates calculated.	Sociodemographically, the groups were comparable; a pre- and posttest SUMD and SF–36 between-groups analysis of covariance revealed significant improvement for TRIP group members in the physical health component and mental health component and their perceived health. Relapse rates were lower for the TRIP group between the 9- and 12-month follow-up period as compared with the WOT group, with a 1.75 odds ratio for the WOT group members indicating that they were almost 2× more likely to be rehospitalized within 12 months.	Study only included males and took place in Hong Kong, so the results may not generalize to the U.S. population.
Choi & Kwon (2006)	Evaluate whether Social Cognition Enhancement Training (SCET) improves social cognitive abilities for individuals with schizophrenia and examine the pattern of changes in the three phases of training	I—Randomized controlled trial *N* = 34 (19 men, 15 women) from community-based psychiatric rehabilitation centers in Korea Participants had a diagnosis of schizophrenia or schizoaffective disorder, were ages 18–60, and were taking stabilizing antipsychotic medications.	*Intervention:* SCET plus standard psychiatric rehabilitation training compared with just standard psych rehabilitation training. SCET included a package of 36 sessions, 2×/wk for 6 months in a group setting; it included social cognitive exercises, discussion, and problem solving. Standard treatment included a comprehensive program to improve daily coping skills, optimize medication adherence, and increase social and occupational functioning. The treatment team included a social worker, psychologist, nurse, and/or occupational therapist who acted as case manager and provided discipline-specific treatment guided by psychosocial rehabilitation principles. *Outcome Measures:* ▪ Picture Arrangement (PA) section of Wechsler Intelligence Scale for Children–Revised ▪ Social Behavioral Sequencing Task (SBCT) ▪ Contextual Recognition of the Emotional Recognition Test (CR–ERT)	Phase effects of SCET: PA scores exhibited significant differences between groups at the 4-month and 6-month posttreatment follow-up (Phases 2 and 3, respectively). SBCT showed significant differences between groups at the 2-month measurement (Phase 1); no significant difference were shown between groups on the CR–ERT.	Approximately 50% of participants did not complete the study. Small sample size. Length of intervention may cause increase in dropout rate. Unable to determine whether understanding of social situations transfers to improved interpersonal transactions. Limited generalize ability.

(continued)

Evidence Table D1. Mental Health Recovery Model in the Areas of Community Integration and Normative Life Roles (*continued*)

Author/Year	Study Objectives	Level/Design/Participants	Intervention and Outcome Measures	Results	Study Limitations
Cook, Chambers, & Coleman (2009)	Investigate the effectiveness of occupational therapy for people with psychotic conditions	I—Pilot randomized controlled trial with stratified randomization by gender and treatment team Assessors were blinded to the intervention. $N = 44$ adults with psychosis and other psychotic conditions over age 16. Occupational therapy, $n = 30$ Treatment as usual (TAU; control), $n = 14$	*Intervention:* Occupational therapy: Up to 12 months of individual occupational therapy in community settings as an adjunct to standard care. The intervention schedule was defined and not highly structured so as to reflect standard occupational therapy practice. The TAU condition was delivered by non–occupational therapy staff and involved medications, care coordination, and supportive interventions for 12 months. *Outcome Measures:* Assessed at baseline and then at 6, 12, and 18 months. ■ Social Functioning Scale ■ Scale for the Assessment of Negative Symptoms ■ Employment	Both groups demonstrated improvement; however, there was no difference between groups on the outcomes measures. The members of the occupational therapy group showed clinically significant improvements not apparent in the TAU group on four subscales of the Social Functioning Scale: Relationships, Independence Performance, Independence Competence, and Recreation.	Some members of the control group received occupational therapy. Power and effect size were not determined prior to study; therefore, the study may have had insufficient numbers to demonstrate a treatment effect difference. Measurement did not appear to capture the effect of occupational therapy.
Dilk & Bond (1996)	Analyze the effectiveness of skills training for individuals with severe mental illness	I—Meta-analysis $N = 68$ articles published between 1970 and 1992, doctoral dissertations, and master's theses Studies with at least 5 participants, Levels I, II, and III	*Intervention:* Training programs taught the following skills: general interpersonal, assertiveness, prevocational, ADLs, micro-interpersonal, dating, affective management, cognitive. Training approaches were either behavioral or cognitive–behavioral. Settings included both inpatient and outpatient. *Outcome Measures:* ■ Skill acquisition ■ Symptom reduction ■ Personal adjustment ■ Hospitalization ■ Vocational readiness	Skills training was found to be moderately to strongly effective in teaching inpatients interpersonal and assertiveness skills and reducing psychiatric symptoms. Effect sizes varied by outcome measures, with context-specific measures resulting in larger outcomes than skill usage and role functioning.	Research studies rarely evaluated use of trained skills. Limited number of studies examining skills training in settings other than psychiatric hospitals. Because many of the outcome measures were similar to the studied interventions, the authors warn against the generalize ability of the results. Gender and ethnicity was not evenly represented

Author (Year)	Study Objective	Level/Design	Participants	Intervention/Outcome Measures	Results	Limitations
Duncombe (2004)	Determine whether there is a difference between learning the functional living skill of cooking for people with serious and persistent schizophrenia when it is taught in a clinic or in their home	I—Randomized controlled trial	$N = 44$ participants with a diagnosis of nonparanoid schizophrenia or schizoaffective living in group homes or supported apartments that had kitchens available. Participants were assigned in 22 pairs matched on cognitive level and randomly assigned to 1 of 2 groups.	*Intervention:* Group 1: Cooking skills training in the home Group 2: Cooking skills training in the clinic. Participants received treatment individually 4 times in the designated context with a 1-wk lapse between each session. *Outcome Measures:* Kitchen Task Assessment–Modified (KTA–M)	Both groups posted significant improvement between their pre- and post-treatment scores on the KTA–M. The results did not show a significant difference in the level of learning between the 2 groups in the different contexts.	Qualitative differences in the 2 settings may have affected the results. The clinic was quiet with minimal distractions. The kitchens in the group homes were cluttered and distracting. Multiple intervention sites result in inconsistencies in the research. There may have been a ceiling effect for the KTA–M.
Dunn, Trivedi, Kampert, Clark, & Chambliss (2005)	Evaluate the effectiveness of exercise for the treatment of mild to moderate major depressive disorder (MDD)	I—Randomized controlled trial	$N = 80$ adults with MDD $n = 16$, low-dose (LD), $3 \times$/wk $N = 18$, LD, $5 \times$/wk $n = 17$ public health dose (PHD), $3 \times$/wk $n = 16$, PHD, $5 \times$/wk $n = 13$, control (stretching, $3 \times$/wk)	*Intervention:* Participants were randomized to the LD or higher PHD condition or the control group. Exercises took place in a supervised laboratory setting. *Outcome Measures:* ■ Hamilton Rating Scale for Depression (HRSD$_{17}$) ■ Response rate ■ Remission rate	There was a significant effect on HRSD$_{17}$ scores at 12 wk. The scores were reduced 47% for the PHD group, 30% for the LD group, and 29% for the control group. Participants in the PHD condition were significantly less likely to have a remission as compared with those in the control condition. There was no difference in remission between the PHD and LD groups.	Due to lack of blinding to treatment condition, there was a high dropout rate for the control group. There was a relatively small sample per group. Authors reported that the use of a laboratory setting may reduce the ability to generalize the results to clinical practice.
Dunn, Trivedi, & O'Neal (2001)	Examine scientific evidence for a dose–response relation of physical activity with depressive and anxiety disorders	I—Systematic review	$N = 37$ articles Study participants had depression or anxiety as the primary disorder.	9 cross-sectional and 9 prospective studies addressed dose–response effects of total amount of leisure time and occupational physical activity; 19 studies addressed exercise training studies, including aerobic and resistance training protocols.	An association was found between increased activity and decreased depression. Exercise training studies: 8 studies reported a 50% reduction in anxiety/depression. Both resistance and aerobic exercise were effective in reducing symptoms of depression.	Most studies addressed depression, not anxiety. Few addressed the dose–response relationship.

(continued)

Evidence Table D1. Mental Health Recovery Model in the Areas of Community Integration and Normative Life Roles *(continued)*

Author/Year	Study Objectives	Level/Design/Participants	Intervention and Outcome Measures	Results	Study Limitations
Edgelow & Krupa (2011)	Evaluate the effectiveness of Action Over Inertia, an occupational time-use intervention to improve occupational balance and engagement among community-dwelling individuals with serious mental illness	I—Randomized controlled trial $N = 24$ community-dwelling people with serious mental illness receiving assertive community treatment services At completion of study, $n = 8$ control (standard care) participants and $n = 10$ treatment participants	*Intervention* Action Over Inertia, a workbook format that individualizes increasing occupational activity to promote health and well-being and focuses on managing change and goal-planning. *Outcome Measures:* ■ 24-hr time diaries ■ Profiles of Occupational Engagement for People with Schizophrenia ■ Feedback of clinical utility	Participants in the Action Over Inertia group increased their occupational balance by spending an average of 47 min more per day in activity than the control group ($p = .05$). Although there were no differences between groups for occupational engagement, the authors reported evidence of clinical utility.	Small sample size; lack of follow-up data; treatment group was older and had a longer time to diagnosis than the control group.
Frank et al. (2005)	Compare interpersonal and social rhythm therapy (IPSRT) and intensive clinical management (ICM) in the treatment of bipolar I disorder	I—Randomized controlled trial $N = 175$ participants with a lifetime history of bipolar Type I disorder or schizoaffective disorder, manic type $n = 43$, ICM/ICM acute/maintenance phase $n = 45$, ICM/IPSRT $n = 48$, IPSRT/ICM $n = 39$, IPSRT/IPSRT	*Intervention:* Participants were randomized to groups based on ICM or IPSRT in the acute phase, followed by ICM or IPSRT in the maintenance phase. IPSRT stresses the importance of maintaining daily routines and identifying potential rhythm disruptors. ICM is a manual-driven approach to the medical management of bipolar disorder that includes education about the disorder, medications, and sleep hygiene, and nonspecific support. *Outcome Measures:* ■ Time to stabilization in the acute phase and time to recurrence in the maintenance phase ■ Social Rhythm Metric	There was no difference between groups for time to stabilization. Participants in IPSRT in the acute phase survived longer without a new episode regardless of treatment approach in the maintenance phase. In addition, those in IPSRT had higher regularity of social rhythms at the end of acute treatment.	Variables that were later found to be associated with outcome, such as marital status and medical burden, were not distributed equally among the maintenance study conditions.

| Glynn et al. (2002) | I—Randomized controlled trial

$N = 63$ participants between ages of 18 and 60 with a *DSM-IV* diagnosis of schizophrenia or schizophrenia disorder.

Group 1: $n = 32$
Group 2: $n = 31$ | *Intervention:*
Group 1: Treatment with Risperidone or Haloperidol and behaviorally oriented clinic-based social skills training either alone or Group 2: In conjunction with in vivo amplified skills training).

Outcome Measures:
Module tests at baseline and at 24 wk
▪ Patient version of the Social Adjustment Scale–II
▪ Quality of Life Scale
▪ The Social Adjustment Scale–II was administered at baseline, 36 wk, and 60 wk. The Quality of Life Scale was administered at baseline and then every 12 wk through Week 60. | Participation in clinic-based plus in-vivo amplified skills training was associated with significantly greater improvements in instrumental role functioning and overall adjustment as assessed with the Social Adjustment Scale–II. Both conditions showed improvements on the Quality of Life Scale instrumental role, intrapsychic motivation, common objects, and overall composite scores.

Participants who participated in clinic-based plus in vivo amplified skills training improved more quickly, and often to higher levels, than the clinic-based skills training alone. | 28% loss of participants over 60 wk without clear explanation of intent-to-treat analyses.

2 intervention groups varied in intensity of their treatment; in vivo amplified skills training received more contact with mental health professionals. |
| Granholm et al. (2005) | I—Randomized controlled trial

$N = 76$ community-dwelling adults diagnosed with schizophrenia or schizoaffective

Age: 42–74 years old.
$n = 37$ cognitive–behavioral group
$n = 39$ control group | *Intervention:*
Cognitive–behavioral social skills training group received 24 weekly, 2-hr group psycho-therapy sessions including homework forms/workbooks, received training modules.
Control group: Treatment as usual.

Outcome Measures:
▪ Cognitive Therapy Rating Scale for Psychosis
▪ Independent Living Skills Survey and USCD
▪ Positive and Negative Syndrome Scale and Hamilton Rating Scale
▪ Beck Cognitive Insight Scale
▪ Comprehensive Module Test | At end of 6 months, participants in the cognitive–behavioral social group performed social functioning activities more frequently than other group; however, they showed no significant improvement when performing everyday functional activities after treatment.

Group receiving usual treatment alone showed increased score on the Hamilton depression scale at the 3rd month assessment.

No report of any benefit linked to the repetition of the cognitive behavioral modules. | Authors report a moderately small sample size, and exclusion of patients with comorbid conditions may limit generalize ability. |

(continued)

Evidence Table D1. Mental Health Recovery Model in the Areas of Community Integration and Normative Life Roles (*continued*)

Author/Year	Study Objectives	Level/Design/Participants	Intervention and Outcome Measures	Results	Study Limitations
Grawe, Falloon, Widen, & Skogvoll (2006)	Evaluate the benefits derived from continued integrated biomedical and psychosocial intervention for recent-onset schizophrenia	I—Randomized controlled study *N* = 50 individuals with schizophrenia *n* = 30 Integrated treatment (IT) *n* = 20 Standard treatment (ST)	*Intervention:* ST: Patients received regular clinic-based case management with antipsychotic drugs, supportive housing and day care, crisis inpatient treatment, rehabilitation that promoted independent living and work activity, brief psycho-education, and supportive psychotherapy. IT: Patients treated by multidisciplinary team independent of the ST program. In addition to ST, IT cases received structured family psycho-education, cognitive–behavioral family communication and problem-solving skills training, intensive crisis management provided at home, and individual cognitive–behavioral strategies for residual symptoms and disability. *Outcome Measures:* ■ Target Psychiatric Symptoms ■ Composite Clinical Index ■ Brief Psychiatric Rating Scale ■ Global Assessment of Functioning	IT group was superior to ST in reducing negative symptoms, minor psychotic episodes, and in stabilizing positive symptoms, but did not reduce hospital admissions or major psychotic recurrences. More IT patients had better 2-year outcomes than ST patients.	Moderately small sample size.
Kopelowicz, Wallace, & Zarate (1998)	Examine the effects of a brief manualized treatment program of skills to reenter the community and actively follow through with their own care	I—Randomized controlled trial *N* = 59 adults with a diagnosis of schizophrenia or schizoaffective disorder Community reentry, *n* = 28, Occupational therapy, *n* = 31	*Intervention:* Community reentry treatment was based on the Social and Independent Living Skills Modules developed at the UCLA, and modified for use in the rapid turnover, "crisis" operations of a typical acute psychiatric inpatient facility. It consists of 16 training sessions of 45 min divided into 2 8-session sections and includes skills needed to avoid illicit drugs, cope with stress, organize a daily schedule, and make and keep appointments with service providers. Occupational therapy included a full range of customary occupational therapy activities conducted by 2–3 occupational therapists. *Outcome Measures:* ■ Test of Knowledge and Performance (18 questions, problems and role plays, and interviews [which were videotaped] related to session info) ■ Attendance at after services	Test scores following intervention were 81% correct for reentry program vs. 55% for the occupational therapy program. Clients in the reentry program were significantly more likely to keep postdischarge appointments than were occupational therapy participants.	Limited population, description of occupational therapy, and outcome measures.

| Kopelowicz, Zarate, Smith, Mintz, & Liberman (2003) | Evaluate the effectiveness of skills training program designed to teach disease management to Latinos with schizophrenia treated in a community mental health center | I—Randomized controlled trial

N = 92 Latinos outpatients 18–60 years old, and family members

Skills Training Group, n = 45 members, 39 completed Customary Outpatient Care n = 47 members, 45 completed | *Intervention:*
3 months of skills training or customary care, then followed for a total of 9 months. Program was culturally adapted through input of patient's key relatives.

Outcome Measures:
■ Positive and negative Syndrome Scale
■ Los Angeles County Dept Mental Health Management Information System
■ Independent Living Skills Survey
■ Quality of Life Interview
■ Rating of Medication Influences Scale
■ Interview and Role Playing based on Skills Modules

Outcome measures for family participants: Patient's Future Scale, Miller Hope Scale, Five Minute Speech Sample, Camberwell Family Interview, Family Burden Interview Schedule | The results indicate that those in the skills training group had more skills acquisition and generalization that those in the control group. There was no statistically significant difference between groups for quality of life, caregiver burden, adherence to medication, and attitude toward medication. Rehospitalization and family measures had no statistical significance between groups; however, more people were re-hospitalized in the control group at 9- and 15-month reports | Relatively limited follow-up. |
| Kurtz, Seltzer, Shagan, Thime, & Wexler (2007) | Evaluate the effects of a treatment with computer-assisted cognitive remediation that included explicit training in attention verbal and nonverbal working and episodic memory, and language processing exercises | I—Randomized controlled trial, single blind

N = 42 outpatients with schizophrenia or schizoaffective disorder participated.

Cognitive remediation, n = 23
Computer training, n = 19 | *Intervention:*
12-month standardized course of cognitive remediation consisting of a sequence of computerized cognitive exercises designed to improve attention, verbal and nonverbal memory, and language processing through repeated drill and practice.
Control: Similar exposure to computer and clinician, with non-specific cognitive challenge.

Outcome Measures:
■ Working memory: The Digit Span, Arithmetic and Letter–Number sequencing subtests from the WAIS–III; Verbal Episodic memory
■ Logical memory; Speed of information processing: the Digit Symbol and Symbol Search subtests from the WAIS–III, Trailmaking test, Grooved Pegboard and Letter Fluency
■ Visual episodic memory: Rey Complex Figure Test; Reasoning: Penn Conditional Exclusion Test, and Booklet Category Test | Cognitive remediation yields significant improvement in working memory. Other domains show similar progress across both groups.

No significant differences were evident between cognitive remediation or computer skills training groups for demographic, clinical, or treatment variables. ANOVA for each of the 5 neuro-cognitive domains revealed main effects of time for working memory, verbal episodic memory, spatial episodic memory, processing speed and reasoning/executive function suggesting participants in both groups improved. | Small sample size; relationships among some variables remains unclear; study did not include an independent measure of cognitive challenge based on performance of functional activity. |

(continued)

Evidence Table D1. Mental Health Recovery Model in the Areas of Community Integration and Normative Life Roles *(continued)*

Author/Year	Study Objectives	Level/Design/Participants	Intervention and Outcome Measures	Results	Study Limitations
Liberman et al. (1998)	Compare community functioning of outpatients with severe and persistent form of schizophrenia following treatment with occupational therapy or skills training	I—Randomized, controlled trial, blinded N = 84 men living in the community with persistent forms of schizophrenia Mean age: 37.1 years	*Intervention:* 6 months of intensive clinic-based treatment in 1 of 2 groups. Skills training: Modules taught by an occupational therapist and paraprofessionals included basic conversation, recreation for leisure, medication management, and symptom management. Psychosocial occupational therapy: Expressive, artistic, and recreational activities. *Outcome Measures:* ■ Independent Living Skills Survey ■ Social Activities Scale, Profile of Adaptation to Life	The cohort receiving the social skills training achieved significantly higher total scores on the Independent Living Skills assessment. Differences were most marked at 6 months but diminished and were not significant at 12 and 24 months.	Limited accounting of attrition in results.
Lindenmayer et al. (2008)	Evaluate the feasibility and efficacy of a cognitive remediation program to improve cognitive and work functioning	I—Randomized controlled trial N = 85 (89% male) Cognitive remediation, n = 45, Control group, n = 40 Participants were intermediate- to long-term inpatients at a psychiatric treatment center. Diagnoses included schizophrenia and bipolar disorder.	*Intervention:* Intervention was a 12-wk computerized cognitive remediation program that consisted of 2 hr computer time and 1 hr group discussion application time. Control members participated in 3 hr game or instructional time on the computer per week. All participants took part in mandatory unit activities up to 20 hr/wk. *Outcome Measures:* ■ Cognitive functioning, including attention, psychomotor speed, verbal working memory, and executive function ■ Work activity ■ Positive and Negative Symptom Scale (PANSS)	Participants in the cognitive training group demonstrated significantly greater improvement over the controls at 3 months in the area of overall cognitive functioning, psychomotor speed, and verbal learning. No significant difference was observed in work patterns between the 2 groups. Cognitive remediation did not have an effect on symptoms as measured by the PANSS.	Cognitive performance was not measured at the 6- and 12-month follow-ups.
Marder et al. (1996)	Determine the effectiveness of behaviorally social skills training vs. supportive group therapy in supporting the development of social adjustment in participants with schizophrenia	I—Randomized controlled trial N = 80 community-dwelling patients with schizophrenia. All had at least 2 acute episodes of schizophrenia or symptoms lasting for at least 2 years. Skills training, n = 43 Supportive group therapy, n = 37	*Intervention:* Group 1: Behaviorally oriented social skill training group Group 2: Supportive group therapy Both groups participated twice weekly for 6 months and weekly for 18 months. *Outcome Measures:* Social Adjustment Scale II Psychotic exacerbation	Participants in the social skills training group performed significantly better on the total scores of the Social Adjustment Scale II and on the personal well-being subscale. The advantage of social skills group was greatest when combined with active drug supplementation. There was no difference between groups for psychotic exacerbation.	Study participants were all male.

Study	Objective	Design/Sample	Intervention/Outcome Measures	Results	Limitations
McGrath & Hayes (2000)	Determine whether the use of cognitive rehabilitation techniques is associated with improvement in people with schizophrenia and related conditions	I—Systematic review Sample: All relevant randomized controlled studies N = 3 studies of individuals with schizophrenia and related conditions	*Intervention:* Cognitive rehabilitation involved repetitive laboratory-based exercises to train basic-level cognitive processes such as memory, attention, speed of processing, and abstraction levels. *Outcome Measures:* Studies included in review measured: ■ General level of functioning (e.g., living skills) ■ Mental state (e.g., delusions) ■ Specific cognitive domain (e.g., memory) ■ Quality of life ■ Cost ■ Acceptability of treatment ■ Adverse effects	Evidence inconclusive, with no support for cognitive rehabilitation, placebo, or occupational therapy 3 small studies met the inclusion criteria. 2 compared cognitive rehabilitation with a placebo intervention (total n = 84), and 1 with occupational therapy (n = 33). Although cognitive rehabilitation was as acceptable as placebo and occupational therapy, with low attrition in both groups, no effects were demonstrated on measures of mental state, social behavior, or cognitive functioning. An effect in favor of cognitive rehabilitation on a measure of self-esteem (Rosenberg Self-Esteem Scale, MD 6.3 CI 1.07–11.53) is worthy of replication in any future trials.	Limited number of studies that were short in duration. Differing measures use in studies.
McGurk, Twamley, Sitzer, McHugo, & Mueser (2007)	Evaluate the effects of cognitive remediation for improving cognitive performance, symptoms, and psychosocial functioning in schizophrenia	I—Meta-analysis N = 26 randomized controlled trials with 1,151 patients with schizophrenia, schizophreniform disorder or schizoaffective disorder	*Intervention:* Studies included were of psychosocial interventions designed to improve cognitive performance *Outcome Measures:* Meta-analysis included studies with at least 1 neuropsychological measure that examined generalization of effects rather than assessment on trained tasks only	The results indicate that there were significant improvements for all outcomes. There were medium effect sizes for cognitive performance and psychosocial functioning and a small effect size for symptoms. The effects of cognitive remediation on psychosocial functioning were stronger for those studies that paired cognitive remediation with psychiatric rehabilitation rather than in those that examined cognitive remediation alone.	Limited number of studies addressing long-term follow-up.

(continued)

Evidence Table D1. Mental Health Recovery Model in the Areas of Community Integration and Normative Life Roles (*continued*)

Author/Year	Study Objectives	Level/Design/Participants	Intervention and Outcome Measures	Results	Study Limitations
Patterson et al. (2005)	Evaluate the effectiveness of a pilot test of a program for Latino (primarily Mexican) older clients with serious mental illness living mostly with family members	I—Randomized controlled trial $N = 29$ participants over 40 years old Experimental, $n = 21$ Control, $n = 8$	*Intervention:* Programa de Entrenamiento para el Desarollo de Aptitudes para Latinos (PEDAL; Spanish version of the Functional Aptitudes and Skills Training), a 24-wk program of everyday functioning, including social skills, transportation, medication management, communication, and financial management. Control group: Support control condition (supportive environment for discussion of personal problems) *Outcome Measures:* ■ UCSD Performance-Based Skills Assessment (UPSA) ■ Social Skills Performance Assessment (SSPA) Medication Management Abilities Assessment (MMAA) ■ Positive and Negative Syndromes Scale (PANSS) ■ Hamilton Rating Scale for Depression ■ Quality of Well-Being Scale	PEDAL group performed better at 6 months than control on the UPSA ($p < .001$) but was not significantly different at 12 months or 18 months. No significant differences on MMAA or SSPA. Significant difference noted on PANSS at 18 months due to Support Group scoring worse.	At baseline, control group was significantly older than experimental group. Small sample size.
Patterson et al. (2006)	Evaluate a psychosocial intervention designed to improve living skills of older persons with chronic serious mental illness	I—Randomized controlled trial $N = 240$ individuals over 40 years old with chronic psychotic disorders Functional Adaptation and Skills Training (FAST) group, $n = 124$ Control group, $n = 116$	*Intervention:* FAST: Manualized program of everyday functioning, including social skills, medication management, communication, and financial management Control group: Supportive environment for discussion of personal problems *Outcome Measures:* ■ UCSD Performance-based Skills Assessment ■ Social Skills Performance Assessment ■ Medication Management Abilities Assessment ■ Positive and Negative Syndromes Scale Hamilton Rating Scale for Depression ■ Quality of Well-Being Scale	Participants in the FAST program performed better than those in the control group on living skills and social skills but not on medication management.	High dropout rate. Because participants were from board-and-care facilities, the results may not generalize to other populations.

Tungpunkom & Nicol (2008)	Review the effectiveness of life skills programs with standard care or other comparable programs therapies for people with chronic mental health problems	I—Systematic review $N = 4$ randomized trials Participants: Total of 318 subjects between the ages of 18 and 60 with mental illness. Dementia, substance abuse, alcoholism, organic brain syndrome, and serious suicidal risk were excluded.	*Intervention:* The elements of life skills programs include training in managing money, organizing and running a home, domestic skills, and personal self-care and related interpersonal skills. *Outcome Measures:* Most of the scales used in analysis focused on psychiatric symptoms (mood, depression, positive and negative symptoms) Functional measures Quality of life	This review shows that there is no evidence indicating that such programs are helpful or harmful with respect to functional outcomes and quality of life.	Limited number of randomized controlled studies in this area. Studies included were short-term intervention.
Valencia, Rascon, Juarez, & Murow (2007)	Assess the effectiveness of psychosocial skills training compared with standard treatment with outpatients with chronic schizophrenia in Mexico	I—Randomized controlled trial, blinded assessment $N = 82$ (ages 16–50) outpatients with a diagnosis of chronic schizophrenia Treatment as usual (TAU) group, $n = 39$ Intervention group, $n = 43$	*Intervention:* Included TAU plus family therapy and group psychosocial skills sessions of 1 hr and 15 min/wk for 48 wk that focused on 7 treatment areas: symptom management medication management, social relations, occupational therapy, money management, couple relations, and family relations. TAU: 20-min meeting/month with psychiatrist to discuss medication. *Outcome Measures:* ■ Positive and Negative Syndrome Scale ■ Psychosocial Functioning Scale ■ Global Assessment of Functioning Relapse and rehospitalization rates and adherence to medications also were evaluated.	The intervention group demonstrated significant improvement between pre- and postmeasure in the areas of symptomatology, psychosocial functioning, and global functioning as compared with the TAU group. Effect sizes ranged from medium to large for treatment group. In addition, the treatment group had a lower relapse and rehospitalization rate.	Value or benefit of family therapy not discussed or included in statistical models.
Weinhardt, Carey, Carey, & Verdicias (1998)	Examine whether assertiveness training would reduce risk of HIV infection	I—Randomized controlled trial $N = 20$ female outpatients with schizophrenia, bipolar disorder, or major depressive disorder Intervention group, $n = 9$ Wait list control group, $n = 11$	*Intervention:* 3 sessions on HIV-related information; remainder of sessions focused on sexual assertiveness training on initiating discussion, negotiation, and refusing to engage in unsafe sex; used modeling, simulation, practice and feedback. *Outcome Measures:* ■ Sexual Assertiveness Simulation ■ HIV-Knowledge Questionnaire ■ Perceived Risk Questionnaire ■ Behavioral Intentions Questionnaire ■ Timeline Followback Sexual Behavior Interview ■ Treatment Acceptability Questionnaire	Significant differences in assertiveness skill ($p < .001$) and HIV knowledge ($p < .001$) at postintervention and most 4-month follow-ups for intervention group. There was no difference between groups on motivation indexes of perceived risk and behavioral intentions. Condom use did not differ at 4-month follow-up.	Small sample size; absence of attention control group.

(continued)

Evidence Table D1. Mental Health Recovery Model in the Areas of Community Integration and Normative Life Roles *(continued)*

Author/Year	Study Objectives	Level/Design/Participants	Intervention and Outcome Measures	Results	Study Limitations
Wykes, Reeder, Corner, Williams, & Everitt (1999)	Evaluate the effectiveness of a neurocognitive training program	I—Randomized controlled trial N = 33 persons with schizophrenia Neurocognitive remediation (NCR) group, n = 17 Intensive occupational therapy control group, n = 16	*Intervention:* NCR is a manualized daily program for complex planning and problem solving and included fine motor, perceptual–motor, and conceptual tasks. Control group: Intensive occupational therapy *Outcome Measures:* ■ Cognitive flexibility ■ Planning ■ Memory and working memory ■ Functional measures ■ Symptoms and social functioning	Participants in the NCR group had significantly more improvement on cognitive flexibility, memory, and self-esteem, but there were no differences between groups on other scores.	Small sample size; question of group equivalence.
Wykes et al. (2003)	Evaluate the effectiveness of a cognitive remediation training program at 6-month follow-up	I—Randomized controlled trial N = 33 persons with schizophrenia Neurocognitive remediation (NCR) group, n = 17 Intensive occupational therapy control group, n = 16	*Intervention:* NCR is a manualized daily program for complex planning and problem solving and included fine motor, perceptual–motor, and conceptual tasks. Control group: Intensive occupational therapy *Outcome Measures:* ■ Cognitive flexibility ■ Planning ■ Memory and working memory ■ Functional measures ■ Symptoms and social functioning	Changes in memory still evident at 6-month follow-up, although not for self-esteem.	Small sample size; question of group equivalence.
Xia & Li (2007)	Review the effectiveness of problem-solving therapy compared with other comparable therapies or routine care for persons with schizophrenia	I—Systematic review N = 3 randomized controlled trials with a total of 52 participants	*Intervention:* Compared problem-solving therapy with routine care, coping skills training, or nonspecific intervention. Therapy interventions done by psychiatrists, psychologists, registered nurses, and general practitioners; supportive therapies. *Outcome Measures:* ■ Behavior and social skills ■ Mental state	No differences found between groups; authors reported that results are insufficient due to limitations of studies included in review.	Small study sizes; poor data reporting; measures unsuitable for data analysis; studies reported being randomized, but randomization was not discussed in studies.

Level II					
Bartels et al. (2004)	Assess the effectiveness of a combined skills training (ST) and health management (HM) intervention for older adults with severe mental illness	II—Nonrandomized controlled trial *N* = 24 persons ages 60 or older with a diagnosis of schizophrenia, schizoaffective disorder, bipolar disorder, other psychotic disorder or treatment refractory depression and persistent functional impairment requiring ongoing support HM+ST (intervention), *n* = 12 HM only (control), *n* = 12	*Intervention:* ST: Hourlong group skills training 2×/wk adapted from manualized skills training programs delivered by a nurse case manager. HM: Assessment and monitoring of routine and chronic health care needs and promotion of preventive health care. Delivered by same nurse case manager. Intervention Group: HM+ST Control Group: HM *Outcome Measures:* ■ Independent Living Skills Survey ■ Social Behavior Schedule ■ Brief Psychiatric Rating Scale ■ Scale for the Assessment of Negative Symptoms ■ Geriatric Depression Scale ■ Mini Mental State Exam Preventive health care	After 1 year, the HM+ST group had better functional outcomes, with medium to large effect sizes with respect to independent living skills, social skills, and health management, compared to those receiving HM alone. After 2 years, both groups had improved preventive health care.	Lack of randomization; pilot study had a small sample size.
Bickes, DeLoache, Dicer, & Miller (2001)	Examine the effectiveness of occupation-based verbal therapy vs. occupation-based experiential therapy on the money management skills of consumers of community mental health services	II—Nonrandomized controlled trial *N* = 14 consumers from a community mental health day support program. Diagnoses included schizophrenia, personality disorders, and mood disorders.	*Intervention:* COPM was administered to determine which occupation clients were most interested in. Clients identified money management. Group 1: Occupation-based experiential group Group 2: Verbal group Occupational therapy groups conducted 3×/wk for 2 wk by 2 certified occupational therapy assistant students. *Outcome Measures:* ■ Comprehensive Occupational Therapy Evaluation (COTE) ■ Milwaukee Evaluation of Daily Living Skills (MEDLS)	There was no significant difference between the verbal group and the experiential group on the COTE or on the MEDLS. Overall performance of both groups improved significantly on the COTE, but did not improve significantly on the MEDLS.	Short time frame of intervention may have been inadequate to allow for experiential learning to occur. Small sample size; lack of control group. Experiential groups occurred in simulated environment instead of community.

(continued)

Evidence Table D1. Mental Health Recovery Model in the Areas of Community Integration and Normative Life Roles (*continued*)

Author/Year	Study Objectives	Level/Design/Participants	Intervention and Outcome Measures	Results	Study Limitations
Brown, Goetz, Van Sciver, Sullivan, & Hamera (2006)	Examine the efficacy of a psychiatric rehabilitation weight loss program	II—Nonrandomized controlled trial *N* = 36 participants from a support program for people with psychiatric disabilities with a BMI ≥ 25 Experimental group, *n* = 21 Control group, *n* = 15	*Intervention:* Experimental: 12-wk manualized intervention combining evidence-based weight loss and psychiatric rehabilitation strategies Control group: Participants recruited after start on experimental group; no intervention provided *Outcome Measures:* ■ Body weight ■ BMI ■ Waist circumference ■ Blood pressure ■ Health Promoting Lifestyle Profile II	At follow-up, the intervention group improved significantly on body weight, BMI, waist circumference, and the physical activity subscale of the Health Promoting Lifestyle Profile II. The intervention group lost 6 lbs, and the control group gained 1 lb. There were no differences between groups at follow-up for blood pressure, total, and nutrition subscale of the Health Promoting Lifestyle II.	Small sample size; lack of randomization.
Hutchinson, Skrinar, & Cross (1999)	Evaluate the effect of aerobic exercise on recovery of adults with severe mental illness (bipolar disorders, schizophrenia, personality disorders)	II—2-part quasi-experimental design Part 1 was modified time series (reporting on 2 sets of multiple groupings); Part 2 was pretest–posttest with randomization Exercise group, *n* = 37 Comparison group, *n* = 6	*Intervention:* Exercise class met 3×/wk for 1 hr in early afternoon, for either 20 or 15 wk. After class completion, participants were assigned to either support (encouraging follow-up exercises) or nonsupport groups. Comparison group: No intervention. *Outcome Measures:* ■ Physiological measures Exercise Tolerance Test (ETT) ■ Tennessee Self-Concept Scale ■ Beck Depression Inventory	No precise statistics reported. Reported as significant: Participants who exercised over time experienced an overall rise in self-esteem; exercise had antidepressant effect; performance times on ETT improved. Although participants reported increases in ADLs performance and satisfaction, those changes were not significant. No differences noted in follow-up part of experiment.	Participant numbers not consistent for evaluation of attrition, although reported approximately 20% for each group. Lack of clear statistical reporting; small comparison group.
Kelley, Coursey, & Selby (1997)	Examine the effectiveness of outdoor adventure programs to improve function in persons with serious mental illness	Level II—Multiple group pretest/posttest design *N* = 57 with schizophrenia, affective disorders Intervention group, *n* = 38 Control, *n* = 19	*Intervention:* Outdoor activities plus self-instruction training Control group: Did not consent to participate in program *Outcome Measures:* Generalized Self-Efficacy Scale ■ Self-Efficacy Scale ■ Perceived Physical Ability and Physical Self-Presentation Confidence subscales of the Physical Self-Efficacy Scale ■ Rosenberg Self-Esteem Inventory ■ State–Trait Anxiety Inventory ■ Beck Depression Inventory ■ Anxiety and Depression subscales of the Brief Symptom Inventory ■ Trust & Cooperation Scale ■ Internal Locus of Control ■ Global Severity Index	Participants in the outdoor adventure group showed significant improvement in self-efficacy and self-esteem compared with the controls. Decreases in anxiety and depression were observed on some measures (Brief Symptom Inventory) but not on others. There were no effects on locus of control.	The quasi-experimental design presented several threats to internal validity, such as selection × maturation effects. However, experimental vs. control differences were not found at pretest, and adventure group participants showed no significant changes between the first and second (the wait list period) pretests. The use of dropouts as controls (done to increase *N* and thus power) may be questionable.

Reference	Purpose	Design/Sample	Intervention/Outcome Measures	Results	Limitations
Leclerc, Lesage, Ricard, Lecomte, & Cyr (2000)	Determine the effectiveness of a the Coping Skills Module for persons with schizophrenia	II—Nonrandomized controlled trial N = 99 persons with schizophrenia randomly drawn from 3 different pools. Intervention group, n = 36 Treatment as usual (TAU), n = 44 Those who dropped out of intervention (15 men, 4 women) were allocated to an intent-to-treat group.	*Intervention:* The treatment group received regular rehabilitation treatment (TAU) plus a coping skills module that included problem solving and cognitive behavior therapy. *Outcome Measures:* ▪ Interview ▪ French version of the Positive and Negative Syndrome Scale ▪ Independent Living Skills Scale ▪ French version of the Rosenberg Self-Esteem Scale ▪ French version of the Stress Appraisal Measure ▪ Cybernetic Coping Scale	Participants in the coping skills group were significantly more likely than controls to experience a decrease in delusions and an increase in self-esteem at the 6-month follow-up. The experimental group maintained levels of hygiene, while the control group experienced a significant decline in hygiene at follow-up. Stress appraisal, coping, and reappraisal, the process variable directly targeted by the intervention, did not show significant differences across groups over time; neither did they act as covariates.	More women than men participated in the experimental group than the control group. Three-quarters of participants were living in a psychiatric hospital during treatment.
Moriana, Alarcon, & Herruzo (2006)	Determine the outcomes/effectiveness of a social and independent living skills intervention developed by Liberman, Wallace, Blackwell, Kopelowicz, Vaccaro, and Mintz (1998) provided in an in-home setting in Spain.	II—Nonrandomized controlled trial N = 64 participants with schizophrenia recruited from a mental health facility in Spain. All patients were receiving outpatient psychiatric treatment and neuroleptics n = 32 in each group	*Intervention:* In-home social and independent living skills program including the following components: medication and symptom management, recreation for leisure, basic conversational skills, and community reentry. Control: Participants attended day treatment program. *Outcome Measures:* Positive and Negative Symptom Scale (PANSS)	There was a significant phase-by-treatment interaction effect for the intervention on PANSS scores.	Limited outcome measures; lack of randomization. Very expensive to carry out because of the intensity of the contacts.
Patterson et al. (2003)	Evaluate the efficacy of a skills training program to improve functioning in middle-age and older adults with chronic psychotic disorders	I—Randomized controlled trial N = 40 patients at board-and-care facility Intervention group, n = 16 Control group, n = 16 (8 dropouts)	*Intervention:* 24 sessions of Functional Adaptation Skills Training (FAST), a manualized social–cognitive theory–based behavioral intervention focused on improving medication management, social skills, communication skill, organization and planning, transportation, and financial management Control: Treatment as usual *Outcome Measures:* ▪ UCSD Performance-Based Skills Assessment: Functional skills ▪ Positive and Negative Syndromes Scales ▪ Hamilton Rating Scale for Depression ▪ Quality of Well-Being Scale	Functional performance following participation in the FAST program improved significantly postintervention and was maintained at 3-month follow-up in comparison to control group. There was no change in psychopathology during the treatment and follow-up periods.	Performance-based functional measure may not accurately portray real-life performance. Client contact was greater for FAST than for the control condition, which may explain the differences in results.

(continued)

Evidence Table D1. Mental Health Recovery Model in the Areas of Community Integration and Normative Life Roles (*continued*)

Author/Year	Study Objectives	Level/Design/Participants	Intervention and Outcome Measures	Results	Study Limitations
Roder et al. (2002)	Evaluate the effect of cognitive social skills training programs on cognitive and social abilities, psychopathology, and generalization effects	II—Nonrandomized intervention comparison of 3 specific programs vs. control of general social skills training and problem-solving training *N* = 105 *n* = 73 in 3 experimental groups *n* = 32 control participants with schizophrenia or schizoaffective disorder	*Intervention:* Three specific cognitive social skills programs (residential, vocational, or recreational) Control condition: General social skills training *Outcome Measures:* ■ Number Connecting Test ■ Continuous Concentration Test ■ Attention–Stress Test ■ Global Assessment of Functioning ■ Social Interview Schedule ■ Disability Assessment Schedule ■ Intentionality Rating Scale Brief Psychiatric Rating Scale ■ Scale for the Assessment of Negative Symptoms Scale for the Assessment of Well-Being	Higher global therapy effects were found for nearly all dependent variables in the 3 cognitive social skills groups. All effects indicated improvement in aftercare and follow-up phase. There was more relapse in control participants than experimental participants 48 wk after beginning therapy. There were significantly greater improvements in the control group on cognitive factors.	Groups not equivalent at baseline and not randomized.
Schindler (1999)	Examine the effectiveness of an activity group, structured discussion, and control group for social interaction skills of persons with psychiatric disabilities	II—Nonrandomized controlled trial *N* = 25 participants with severe psychiatric disability Structured discussion group, *n* = 9 Activity group, *n* = 6 Control group, *n* = 10	*Intervention:* Activity group: Guided purposeful tasks to provide a focus for skill development Structured verbal discussion: Set topic or agenda (e.g., use of leisure time) Control group: Provided with table games All took place 5×/wk for 2 wk *Outcome Measures:* ■ Global Assessment Scale ■ Social Functioning Index	The activity group showed a significant improvement in social interaction skills as compared to the structured verbal discussion and control groups.	Small sample size; other activities may have been taking place during study period.
Schindler (2005)	Examine whether adults diagnosed with schizophrenia demonstrated improved task and interpersonal skills and social roles when involved in a individualized intervention based on the Role Development Program (RDP), in comparison to an intervention based on a multidepartmental activity program (MAP)	II—Nonrandomized controlled trial *N* = 84 participants, 42 per group, all male with diagnosis of schizophrenia disorder	*Intervention:* Group 1 (comparison): MAP—a non-individualized, therapeutic intervention designed to encourage the productive use of time and socialization in a group setting. Does not address social roles or skills imbedded in social roles. Group 2 (experimental): RDP—an enhancement of the MAP. Utilizes individualized theory-based interventions to help each participant develop task and interpersonal skills within meaningful social roles. Frequency: Both groups received 15 min/wk of individual attention. Other meeting times were not reported. Duration varied from 4, 8, and 12 wk. *Outcome Measures:* ■ Role Functioning Scale ■ Task Skills Scale ■ Interpersonal Skills Scale	Participants in the RDP demonstrated greater improvement in social roles, task skills, and interpersonal skills than participants in the MAP.	Results may not generalize to individuals in other treatment settings. Staff involved in the RDP may not be typical of staff in other treatment settings. Full validity studies had not been conducted on 2 of the assessment instruments.

Study	Purpose	Design/Participants	Intervention/Outcome Measures	Results	Limitations
Wong-McDonald (2007)	Examine whether the inclusion of a spiritual-ity group enhances the recovery of persons participating in psy-chiatric rehabilitation program	II—Nonrandomized controlled trial N = 48 individuals who were attending a psychiatric rehabilitation program with at least 50% attendance for at least 3 months Spirituality group (SG) in ad-dition to the required skills training program, n = 20 Control group, n = 28	*Intervention:* SG was a weekly 60-min optional session in a psychiatric rehabilitation program focusing on skills training. SG group was conducted with a focus on group members' definitions of spirituality to empower participants toward recovery through spiritual pathways. The group used spiritual music and writings, with topics of discussion such as forgiveness, love, and self-worth. *Outcome Measures:* Number of treatment goals achieved	All 20 participants (100%) in the SG achieved their treatment goals, compared with 16 of 28 (57%) control participants. The difference in goal attainment between the 2 groups was significant with the Fisher exact one-tailed test ($p = .0001$). Chi-square results were not significant.	Small group size; lack of randomization.
Wu (2001)	Examine effectiveness of an occupational therapy intervention to facilitate intrinsic motivation in persons with psychiatric illness and difficulties with motivation	II—Mixed-effects nested design (2-group control) Participants were clients from 3 general hospital psychiatric units, and 3 psychiatric hospitals in Taiwan N = 99 participants from initial 166 volunteers	*Intervention:* Intervention was an occupational therapist providing structured experiences for success and providing an intervention environment that promoted choice/autonomy for 12 wk. Control: Occupational therapy treatment as usual for 12 wk. *Outcome Measures:* - Chinese Comprehensive Occupational Therapy Evaluation (COTE) - Chinese General Causality Orientations Scale - Pearson product moment for comparing intrinsic motivation and behavioral change	There was a significant im-provement in motivation in the experimental group who had motivation deficits as compared to the control group. The im-provement in intrinsic motiva-tion was correlated with change in observed social behavior. The mixed-type participants did not gain significant benefit from the motivational intervention.	Author reports that outcome measures have some psychometric limitations.
Level III					
Briand et al. (2006)	Assess the clinical outcomes of adding Integrated Psychologi-cal Treatment (IPT) to standard care in adults with schizophrenia in Canada	III—One-group, multisite pretest/posttest design N = 90; 55 participants completed the program. 23 of the 26 mental health professionals implement-ing this program were oc-cupational therapists.	*Intervention:* IPT is a cognitive behavioral group program consisting of 6 subprograms of exercises that increase in complexity over the 6 months of implementation. *Outcome Measures:* - Frankfurt Complaint Questionnaire–short version - Client's Assessment of Strengths, Interests, and Goals–Self-Report - Client's Assessment of Strengths, Interests, and Goals–Informant Version, Symptoms Section - Multnomah Community Ability Scales - Structured Clinical Interview for *DSM-IV* - Cambridge Neuropsychological Test Automated Battery	Including IPT with standard medical therapy was associated with statistically significant pos-itive clinical outcomes across time in overall symptoms, subjective experiences, cogni-tive and social functioning, and quality of life. Positive effects on symptomatology were noticed early (after first 3 modules). Long-term effects varied from site to site. Effects for social functioning and quality of life took longer to integrate.	Lack of control group.

(continued)

Evidence Table D1. Mental Health Recovery Model in the Areas of Community Integration and Normative Life Roles (*continued*)

Author/Year	Study Objectives	Level/Design/Participants	Intervention and Outcome Measures	Results	Study Limitations
Cook et al. (2010)	Evaluate the outcomes of statewide initiatives to teach self-management of mental illness to people in mental health recovery	III—Pretest/posttest design N = 381 participants in a peer-led self-management program in Vermont and Minnesota	*Intervention:* Wellness Recovery Action Planning (WRAP), in which participants identify internal and external resources for facilitating recovery and use these tools to create an individualized plan *Outcome Measures:* Surveys developed in 2 WRAP programs to evaluate attitudes such as hope for recovery and responsibility for wellness, knowledge of early warning signs for decompensation, symptom triggers, use of skills, and wellness tools	Significant changes were observed in both WRAP programs on posttest in hopefulness for recovery, warning signs of decompensation, use of wellness tools, awareness of symptom triggers, having a crisis plan and a plan for dealing with symptoms, having a social support system, and the ability to take responsibility for wellness.	2 programs used slightly different outcome measures. No follow-up after the completion of the program. Survey measure has not been tested. Lack of control group.
Eklund (2001)	Evaluate occupational roles following a period of occupational therapy followed by a 1-year follow-up	III—Pretest/posttest design N = 20-day hospital patients	*Intervention:* Individual and group occupational therapy provided 20 hr/wk over a period of 4 days in a day-care unit. *Outcome Measures:* ■ Role Checklist (Swedish version) ■ Self-rating subjective quality of life ■ Health-Sickness Rating Scale	The number of valued roles increased significantly from admission to discharge and follow-up. 5 of 8 valued roles, friend, hobbyist, worker, family member, and caregiver showed associations with quality of life, and the relationship of friend to quality of life was most consistent over the 3 measurement points. No association was found between occupational roles and a general measure of mental health.	Lack of control group.
Halford, Harrison, Kalysnsundaram, Moutrey, & Simpson (1995)	Conduct a preliminary study of the effectiveness of a psychoeducational program to rehabilitate chronic patents to improve community functioning	III—Pretest/posttest design N = 22 clients with schizophrenia or affective disorder with psychotic features Age range: 26–50 years	*Intervention:* Provided structured skills training consisting of 5 14-wk modules focused on medication and symptom self-management, coping with anxiety and depression, social skills, living skills, and leisure skills. Outcome Measures: ■ Brief Psychiatric Rating Scale ■ Quality of Life Scale ■ Scale for the Assessment of Negative Symptoms ■ Life Skills Profile	Participants improved significantly on all measures except for the Life Skills Profile.	Small sample size; high dropout rate from program. A large number of participants did not complete the Life Skills Profile.

			Intervention / Outcome Measures	Results	Limitations
Helfrich, Aviles, Badiani, Walens, & Sabol (2006)	Evaluate the effectiveness of 3 interventions focusing on skills specific to each of 3 groups of homeless individuals: youth without families (employment skills), women fleeing abusive homes (managing finances), and persons with mental illnesses (securing and managing food)	III—Three-group pretest/posttest design; $N = 73$; Age range: 17–55 years; 63 female, 10 male; 72% were youth; Adults with mental illness, $n = 13$; Domestic violence victims, $n = 13$; Youth, $n = 6$	*Intervention:* Group life skills sessions and individual sessions, each 1×/wk for 4 consecutive weeks based on MOHO. The focus of the intervention for adults with mental illness was on food and nutrition with group session goals and individual goals for each member. *Outcome Measures:* Ansell-Casey Life Skill Assessment and Quiz	20 participants increased their mastery scores, 5 demonstrated no change in scores, and 7 demonstrated a decrease in scores. Although women experiencing domestic violence had a significant improvement on life skill scores, there were no statically significant changes in the youth group or group with mental illness.	Groups were small and diverse in abilities, backgrounds, education and skills. Only 1 test used for outcome measures. Quantitative outcomes were limited in generalizability. Difficulty retaining participants due to transience of populations.
Helfrich, Chan, & Sabol (2011)	Evaluate the effectiveness of a life skills intervention for adults with mental illness who have been homeless	III—Pretest/posttest design; $N = 38$ adults with documented mental illness recruited either from an emergency housing program or single-room occupancy program	*Intervention:* Life skills intervention consisted of 4 modules: (1) room and self-care management, (2) food management, (3) money management, and (4) safe community participation. *Outcome Measures:* ▪ Allen Cognitive Level Screen 2000 (ACLS–2000) ▪ Practical Skills Test (PST)	The PST scores of participants with higher ACLS–2000 scores significantly increased over time for food management, money management, and safe community participation. Those with lower ACLS–2000 scores had an even greater change over time.	Small sample size; narrow range of diagnostic categories and cognitive levels. Although a small control group ($n = 8$) was initially included, it was eliminated from the analysis.
Phelan, Lee, Howe, & Walter (2006)	Describe a pilot group program in Australia for parents with a mental illness	III—Pretest/posttest design; $N = 29$ parents; 19 completed the program	*Intervention:* The Parenting and Mental Illness Group Program consisted of a 6-wk group program followed by 4 individual follow-up sessions. Interviews were conducted at intake. *Outcome Measures:* ▪ Eyberg Child Behaviour Inventory ▪ Parenting Scale	At posttest, 40% fewer parents were in the "intensity" clinical range, and 57% fewer were in the "problem" range on the Eyberg. On the Parenting Scale, 26% fewer were in the clinical range for laxness, 45% for over-reactivity, and 33% for verbosity.	Small sample size; attrition from program at completion and completion of posttest; no comparison statistics were included.
Stein, Cislo, & Ward (1994)	Evaluate a 1-semester practicum course on social relationships to demonstrate benefit of clinic/community sharing of resources	III—2-group pretest/posttest design; $N = 14$ people with psychiatric disability and 14 college undergraduates, plus nonequivalent control groups for each experimental group	*Intervention:* Participation in 2×/wk class for 15 wk (1 didactic, 1 structured exercises [problem solving, discussion] per week). Pairing of community residents and undergraduate students who also met outside class to do homework. *Outcome Measures:* ▪ Personal Network Interview ▪ Interpersonal Self-Efficacy Index ▪ Social Response Questionnaire ▪ Perception of Relationship Change ▪ Behavior Assertiveness Test–Revised	Community-dwelling students (persons with a psychiatric disability) reported a significant increase in feelings of interpersonal self-efficacy ($p < .001$). There were few significant main effects, but there were reported and observed positive changes in social functioning (nonverbal behavior, interpersonal assertiveness and skills behaviors) compared with control participants.	Exact number of experimental cohort participants was questionable (some attrition noted). Small sample sizes reduce possibility of statistical the significance. Ceiling effect in many measures for undergraduate students.

(continued)

Evidence Table D1. Mental Health Recovery Model in the Areas of Community Integration and Normative Life Roles (*continued*)

Author/Year	Study Objectives	Level/Design/Participants	Intervention and Outcome Measures	Results	Study Limitations
Starino et al. (2010)	Examine the effect of participating in an illness self-management recovery program on the ability of participants with severe mental illness to achieve key recovery-related outcomes	III—Pretest/posttest design *N* = 30 adults with severe mental illness at 3 mental health centers in the Midwest	*Intervention:* Participation in a WRAP group, peer-led sessions that focus on wellness tools, creating a list of daily maintenance activities, identifying illness triggers and early warning signs, and developing a crisis plan. *Outcome Measures:* ■ State Hope Scale ■ Modified Colorado Symptom Index ■ Recovery Markers Questionnaire	A significant positive time effect was found for hope and recovery orientation. The change in symptoms did not reach statistical significance.	Small sample size, lack of control group, limited follow-up period.

Note. ADLs = activities of daily living; ANOVA = analysis of variance; BMI = body mass index; COPM = Canadian Occupational Performance Measure; DSM–IV = *Diagnostic and Statistical Manual of Mental Disorders, 4th Edition;* MOHO = Model of Human Occupation; UCLA = University of California, Los Angeles; UCSD = University of California, San Diego.

Evidence Table D2. Mental Health–Paid and Unpaid Employment and Education

Author/Year	Study Objectives	Level/Design/Participants	Intervention and Outcome Measures	Results	Study Limitations
Level I					
Anzai, Yoneda, Nakamura, Ikebuchi, & Liberman (2002)	Examine the effectiveness of the Community Re-Entry Module skills training program when adapted for Japanese psychiatric patients in teaching knowledge and skills required to live and participate in the community	I—Randomized controlled trial $N = 29$ participants diagnosed with schizophrenia Group 1: $n = 14$ Group 2: $n = 15$ Mean duration of illness: 20.5 years Mean duration of hospitalization: 4 years Mean age: 46.8 years	*Intervention* Group 1, Community Re-entry Module: Highly structured curriculum that consists of sessions on medication, relapse, finding housing and psychiatric care in the community, reducing stress and coping Group 2, control—Conventional occupational rehabilitation program, consisting of arts and crafts, reality orientation groups, and work assignments in the hospital Who delivered: Groups 1 and 2: Ward nurse Frequency/duration: Groups 1 and 2: 18 1-hr sessions 2×/wk *Outcome Measures:* ■ Hospital discharge rates ■ Rehabilitation Evaluation Hall and Baker (REHAB) scale, a 23-item tool that measures self-care, social, and independent living skills ■ A 21-item instrument that is part of the Community Re-entry Module and measures skills addressed in the module	Group 1 demonstrated significantly higher scores on the Community Re-entry Module 21-item instrument at a 1-year follow-up, whereas Group 2 did not. Group 1 demonstrated significantly better improvement in skills measured by the REHAB scale, whereas Group 2 did not.	The Community Re-entry Module was modified for clients in Japanese psychiatric care. The results may not generalize to U.S. health care systems; however, the module was adapted from the Community Re-entry Module that was designed and validated by associates at the UCLA psychiatric rehabilitation program. No comparison between groups was reported.

(continued)

Evidence Table D2. Mental Health–Paid and Unpaid Employment and Education (*continued*)

Author/Year	Study Objectives	Level/Design/Participants	Intervention and Outcome Measures	Results	Study Limitations
Bell, Bryson, Greig, Corcoran, & Wexler (2001)	Evaluate the effects of neurocognitive enhancement therapy (NET) in combination with work therapy (WT) on performance on neuropsychological tests.	I—Randomized controlled trial *N* = 65 participants with schizophrenia or schizoaffective disorder Random assignment to NET + WT (*n* = 31) or WT only (*n* = 34)	*Intervention:* WT consisted of payment for work, job placement, individual counseling, support group, Work Behavior Inventory feedback, job coach, participation certificate and vocational services referral. NET: feedback from Cognitive Functional Assessment, cognitive exercises for up to 5 hours/wk for 26 wk, and a weekly social processing group. Cognitive exercises involved repeated practice on computer-based exercises for attention, memory, and executive function *Outcome Measures:* ■ Neuropsychological testing: portions of Wechsler Adult Intelligence Scale–II (WAIS–II) and Wechsler Memory Scale–Revised (WMS–R); Hopkins Verbal Learning Test (HVLT), Continuous Performance Test, Wisconsin Card Sorting Test (WCST); Bell Lysaker Emotion Recognition Task (BLERT), Gorham's Proverbs Test; Hinting task; Trail-Making Test–B. ■ Work performance: Work Behavior Inventory; Work Personality Profile ■ Cognitive Functional Assessment scale ■ Positive and Negative Syndrome Scale	Overall, the results indicate significant improvements in neuropsychological functioning for the NET + WT group. Affect recognition and working memory improved more for the NET + WT clients. For this group the percent of normal scores on the BLERT increased from 35%–60% compared to a decline for WT-only clients. Similarly, normal scores on the Digit Span Backward increased from 45%–77% for the NET + WT group compared to a decline for the WT-only group. NET + WT led to greater improvement in executive functioning. Normal conceptual level responses increased from 39%–48% for the NET + WT compared to 29%–42% for WT. Clients with nonperseverative error within the normal range improved 45%–52% for NET + WT clients and decreased slightly for WT clients. Tasks sensitive to conceptual and language disorganization and verbal/nonverbal secondary memory tasks did not show differential improvement for NET + WT.	This study did not control for the amount of productive activity clients could engage in; did not include a no treatment control group; imaging studies were not performed that would have helped determine how NET + WT may have affected brain function or structure.
Bell, Fiszdon, Greig, & Bryson (2005)	Compare whether older people with schizophrenia or schizoaffective disorder can benefit from work therapy as well as their younger counterparts	I—Randomized controlled trial Participants were in treatment at the VA Medical Center, West Haven, CT, or at the Connecticut Mental Health Center. *N* = 145. 41 were >50 years of age (*M* = 53.3, range: 50–58). Participants were stratified on the basis of work experience and randomly assigned to neurocognitive enhancement treatment plus work therapy or work therapy only.	*Intervention:* Same as Bell et al. (2001). Biweekly assessments of work performance for 6 months for a total of 13 observations *Outcome Measures:* ■ Neuropsychological testing: Portions of Wechsler Adult Intelligence Scale–II (WAIS–II) and Wechsler Memory Scale–Revised (WMS–R); Hopkins Verbal Learning Test (HVLT), Continuous Performance Test, Wisconsin Card Sorting Test (WCST), Bell Lysaker Emotion Recognition Task (BLERT), Gorham's Proverbs Test, Hinting task; Trail-Making Test–B ■ Work performance: Work Behavior Inventory, Work Personality Profile, Cognitive Functional Assessment Scale, Positive and Negative Syndrome Scale	Overall results indicated that older people benefit clinically and vocationally from work rehabilitation as much as their younger counterparts. The older group performed worse than the younger group on executive functioning (cognitive inflexibility, disinhibition, and poor affect recognition) tasks; however, the outcome measures were not age-corrected and may not indicate that the older participants declined more quickly than younger ones. Scores on the PANSS and Quality of Life Scale (QLS) showed a significant time effect with both age groups, but no group effect or Group 3 Time interaction. Both groups improved in work performance over time. Younger workers plateaued in performance in the second 13 wk, whereas older workers continued to improve.	Lack of a no-work control group; limited age range for older sample.

Author/Year	Purpose	Design/Level of Evidence	Participants	Intervention and Outcome Measures	Results	Study Limitations
Bell, Lysaker, & Bryson (2003)	Determine whether work performance feedback from the Work Behavior Inventory (WBI), along with goal setting, improves performance compared with usual supports	I—Randomized controlled trial	$N = 122$ veterans with a diagnosis of schizophrenia or schizoaffective disorders in a stable phase of the disorder and no housing changes. Exclusion criteria: traumatic brain injury, developmental disabilities, or neurological disease. Participants were randomized to the WBI group or usual supports and were stratified according to work experience and negative symptoms. They were then randomly assigned to paid or unpaid work. After excluding those who declined unpaid work or worked longer than 3 wk, 63 participants remained. WBI group: $n = 30$, mean age: 44.4 years Usual supports group: $n = 33$; mean age: 43.6 years	*Intervention:* Participants were offered a 26-wk job in medical records, escorting, mailroom, dietetics, engineering, and maintenance. WBI group: The WBI evaluations were completed weekly, starting with Week 1 through observation and supervisor interviews. A group of 6 received WBI feedback for 60 min 1×/wk on items that raised or lowered their score. A goal was set each week that was written on their time sheets. A new goal was written after completion of previous goal. Control group: Usual support. *Outcome Measures:* ■ WBI, 5 scales (Work Habits, Work Quality, Personal Presentation, Cooperativeness, Social Skills) ■ Positive and Negative Syndrome Scale ■ Quality of Life Scale	The WBI group showed significant improvement on personal presentation, social skills, cooperativeness, and total WBI score as compared with participants in the usual support condition. The WBI participants worked significantly more hours than those in the usual supports group.	Study done with men only in late 40s; the usual support group was still within the transitional work program, so supports were more than if control group consisted of participants in competitive work; limited follow-up period. The study did not blind the raters; the raters were aware of conditions, and this may have affected ratings.
Bond, Drake, & Becker (2008)	Evaluate the effectiveness of the Individual Placement and Support Model (IPS) of supported employment, limiting the review to those studies that have high fidelity to the program	I—Systematic review Randomized controlled studies from published systematic reviews, review of studies included in the Employment Intervention Demonstration Project, contact with primary investigators or study, and continuous review of the literature		This updated systematic review examined longitudinal competitive employment, one of which used a high-fidelity IPS supported employment model. Control group or groups must have received either services as usual or some other form of vocational rehabilitation besides IPS. *Outcome Measures:* Employment rates, days to first job, annualized weeks worked, and job tenure in longest job held during the follow-up period	The results of this review of 11 studies are consistent with earlier reviews but somewhat stronger due to the high fidelity of the IPS model. The competitive employment rate was 61% for IPS compared to 23% for controls. Two-thirds of those in competitive employment worked 20 hr or more per week, and their first job was obtained almost 10 wk earlier than did controls. For those in competitive employment, duration of job was approximately one-half year.	Lack of standardization in follow-up periods; relatively short follow-up period.

(continued)

Evidence Table D2. Mental Health–Paid and Unpaid Employment and Education (*continued*)

Author/Year	Study Objectives	Level/Design/Participants	Intervention and Outcome Measures	Results	Study Limitations
Collins, Bybee, & Mowbray (1998)	Evaluate the effectiveness of 3 supported education program models	I—Randomized controlled trial $N = 397$; 135 in classroom condition, 134 in group, 128 in individual Participants were recruited through Detroit mental health services with (1) a psychiatric disorder for at least 1 year; (2) high school diploma or GED nearly completed; (3) interest in secondary education; and (4) willing to use mental health services if needed.	*Intervention:* Participants received 2-hour orientation and randomly assigned to 1 of 3 conditions: classroom, group, or individual. Classroom: In 14-wk semesters, 2.5-hr sessions 2×/wk with academic supported curriculum with 3 objectives: managing campus, career exploration, stress management. Group: Aim to support learning environment to explore career or education choices. 2 facilitators helped with use of educational resources. Individual: Control group. No structure or scheduled intervention. Participants assigned to staff to assist for own needs. *Outcome Measures:* ▪ Participation level in program ▪ Involvement in employment, school/vocational program ▪ Motivation, satisfaction, enjoyment level, learning, empowerment, and self-efficacy	At graduation from the program, group members had the highest level of participation, followed by classroom and individual. For the immediate outcomes of motivation, satisfaction, enjoyment, and learning, those who had highest levels of participation had the best outcomes on these measures. For the intermediate outcomes of empowerment and self-efficacy, those in the classroom condition scored significantly higher than those in the group, then individual. While there were no differences in later involvement in jobs or school by condition, the number enrolled in educational or vocational programs was twice that at baseline.	High dropout rate. Results were taken only from those whose completed graduation; therefore, results on outcomes may differ if those who dropped out were interviewed. Information regarding reasons for dropping out also may be investigated.
Cook et al. (2005)	Evaluate the effect of supported employment (SE) on achieving competitive employment for persons with severe mental illness	I—Randomized controlled trial, multisite $N = 1,273$ 8 study sites in Maryland, Connecticut, South Carolina, Pennsylvania, Arizona, Massachusetts, Maine, and Texas were chosen through the Employment Intervention Demonstration Program. Participants at each site were randomly assigned to the SE intervention or the control condition.	*Intervention* All SE sites included integrated multidisciplinary services 3×/wk to plan employment interventions, placement into competitive employment, development of jobs that matched clients' preferences, immediate job search at clients' pace, and ongoing vocational support. Clinical services included psychiatric evaluation; medication management; individual, family, or couples' counseling; case management; and psychosocial rehabilitation. The control group received traditional vocational services in place at sites. Study was conducted over 24 months, during which employment was tracked weekly and services tracked monthly. *Outcome Measures:* ▪ Labor force information data, including hours worked, earnings, job duties, level of workplace integration ▪ Types and amounts of vocational and clinical services per month ▪ Whether competitive employment was achieved ▪ Working 40 or more hours in a single month ▪ Monthly earnings from paid employment	All 3 employment outcomes were significantly better for the experimental as compared with the comparison group, with the difference increasing over time. 55% of SE participants achieved competitive employment compared with 34% of control group participants. 51% vs. 39% worked 40 or more hours per week. The SE group earned a median of $122/month, compared with $99/month for control group. The results controlled for demographic variables, clinical status, work history, disability status, and study site confounders. These differences between groups increased over the 24-month period.	Participants were not drawn from a national probability sample, which limits generalization to individuals with severe mental illness. Experimental conditions varied across sites; therefore, it would be difficult to re-create the study and grade the quality of the programs. The study did not include a no-treatment group.

	Purpose	Design/Sample	Intervention/Outcome Measures	Results	Limitations
Cook et al. (2005)	Examine the impact of supported employment programs with highly integrated psychiatric and vocational rehabilitation services on vocational outcomes	I—Randomized controlled trial, multisite N = 1,273 8 study sites in Maryland, Connecticut, South Carolina, Pennsylvania, Arizona, Massachusetts, Maine, and Texas were chosen through the Employment Intervention Demonstration Program. Mean age: 38 years; 53% male, 50% White, 30% African American, 14% Hispanic Latino Diagnoses: 51% schizophrenia spectrum, 21% major depression, 16% bipolar	*Intervention* All SE sites included integrated multidisciplinary services 3×/wk to plan employment interventions, placement into competitive employment, development of jobs that matched clients' preferences, immediate job search at clients' pace, and ongoing vocational support. Clinical services included psychiatric evaluation; medication management; individual, family, or couples' counseling; case management; and psychosocial rehabilitation. The control group received traditional vocational services in place at sites. *Outcome Measures:* ■ Labor force information data, including hours worked, earnings, job duties, and level of workplace integration ■ Whether competitive employment was achieved ■ Working 40 or more hours in a single month ■ Employment Intervention Demonstration Program measure: Types and amounts of vocational and psychiatric services per month. A running cumulative total number of service hours for each of the 2 types of services were calculated monthly for each of the 24 months of the study.	Over the 24-month period, a larger portion (n = 471, 58%) of the participants in the high-integration services programs achieved competitive employment, compared with 21% (n = 98) of participants in the low-integration programs. More than half (n = 431, 53%) of the high-integration participants worked for at least 40 hours in a month, compared with 31% (n = 144) of the low-integration participants. Participants receiving a high number of hours of vocational services were almost 2½ times as likely to work competitively and almost twice as likely to work 40 or more hours in a month.	Participants were not a representative sample of adults with severe mental illness, limiting the generalize ability of the results. The study's measure of service delivery and service volume may have been too simplified for a complex construct. There was redundancy between likelihood of being employed and chances of receiving some type of vocational service. The study did not include a no-treatment group.
Corrigan (1991)	A meta-analysis conducted on studies of adults with psychiatric diagnoses who had received social skills training	I—Meta-analysis Diagnoses: Developmentally disabled and psychotic and nonpsychotic individuals, and legal offenders 73 of 150 empirical articles were included because they reported statistics that could be transformed to effect sizes	*Intervention:* Social skills training content was not specifically described, but included conversation skills, assertiveness training, and problem solving. Techniques included direct instruction, modeling, role play, feedback, homework, and reinforcement. *Outcome Measures:* Brief Psychiatric Rating Scale, Beck Depression Inventory, Social Avoidance and Distress Scale, and Fear of Negative Evaluation Scale were most commonly used to measure acquired skills, symptom reduction and personal adjustment, and maintenance and generalization of effects.	Social skills training strongly and consistently enhanced skill acquisition and maintenance. Outpatient settings facilitated better results than inpatient settings.	Few studies specifically analyzed the content and techniques of the interventions (conversation skills vs. assertiveness, or role play vs. modeling). The meta-analysis covered a wide range of diagnoses.

(continued)

Evidence Table D2. Mental Health–Paid and Unpaid Employment and Education (continued)

Author/Year	Study Objectives	Level/Design/Participants	Intervention and Outcome Measures	Results	Study Limitations
Crowther, Marshall, Bond, & Hurley (2001)	Evaluate the effectiveness of prevocational training and supported employment (SE) in helping individuals with severe mental illness find and obtain competitive employment	I—Systematic review Study included randomized controlled trials that compared prevocational training with supported employment or standard community care	*Intervention:* 11 trials met inclusion criteria. 5 were prevocational vs. standard (1,204 participants); SE vs. standard care, 1 trial (256 participants); SE vs. prevocational, 5 trials (491 participants). *Measurement Outcomes:* ■ Number of individuals in competitive employment ■ Other employment outcomes (form of employment, mean monthly hours worked, mean earnings) were reviewed secondarily	Prevocational vs. standard: 2 studies showed no superior outcome in number in competitive employment. 3 trials showed no superior outcome in any form of employment. SE vs. standard: SE was combined with Assertive Community Treatment (ACT); significant difference supported SE at 24 months in competitive employment and any employment at 12 months. SE vs. prevocational: significant support of SE in competitive employment at 4, 6, 9, 12, 15, and 18 months in all 5 trials. 1 trial showed no significance in any form of employment. 3 trials showed significantly more hours in SE and more monthly earnings.	Cannot generalize to other countries that have different welfare structures. The addition of ACT to a SE group compared with standard care may confound the findings of study included in the review.
Dilk & Bond (1996)	Evaluate, using meta-analysis, the effectiveness of skills training and the factors that influence effectiveness, such as methodological rigor, outcome measures, and service settings, in individuals with severe mental illness	I—Meta-analysis Articles published between 1970 and 1992, doctoral dissertations, and master's theses Studies with at least 5 participants, Levels I, II, and III 42 of 168 published studies were included; 26 of 41 dissertations/theses were included; 59 between-group and 9 within-group studies were included; 39 studies were randomized controlled trials, 13 had multiple comparison groups, and 39 used a nonstandardized treatment protocol	*Intervention:* Training programs taught the following skills: general interpersonal, assertiveness, prevocational, ADLs, micro-interpersonal, dating, affective management, and cognitive. Training approaches were either behavioral or cognitive–behavioral. Settings included both inpatient and outpatient. *Outcome Measures:* ■ Skill acquisition ■ Symptom reduction ■ Personal adjustment (Global Assessment of Functioning) ■ Hospitalization ■ Vocational readiness	Behavior skills training is effective for teaching inpatients interpersonal and assertiveness skills as indicated by measures of skill acquisition and symptom reduction. Duration of training significantly correlates with effect size. Larger effects were noted for situation-specific measures than for skill usage and role functioning.	This study uncovered several patterns that may limit the outcomes noted in the skills training literature, including a paucity of studies examining skills training in settings other than psychiatric hospitals. Because many of the outcome measures were similar to the studied interventions, the authors warned against the generalizability of the results. Gender and ethnicity were not evenly represented. Most skills training studies focused on social skills. The meta-analysis did not reveal a generalization of social functioning to other skill areas, such as role functioning.

Author	Purpose	Design/Participants	Intervention/Outcome Measures	Results	Limitations
Duncombe (2004)	Determine whether there is a difference between learning the functional living skill of cooking for people with serious and persistent schizophrenia when it is taught in a clinic or in their home	I—Randomized controlled trial N = 44 participants with a diagnosis of non-paranoid schizophrenia or schizoaffective; duration of illness at least 5 years. 40.9% (18) women; 59.1% (26) men Mean age: 45.5 years All lived in group homes or supported apartments that had kitchens available. Participants were assigned in 22 pairs matched on cognitive level and randomly assigned to 1 of the 2 groups	*Intervention:* Group 1: Cooking skills training in the home Group 2: Cooking skills training in the clinic Participants received treatment individually 4 times in the designated context with a 1-wk lapse between each session. *Outcome Measures:* Kitchen Task Assessment-Modified (KTA–M)	Both groups posted significant improvement between their pre and post scores on the KTA–M. The results did not show a significant difference in the level of learning between the 2 groups in the different contexts.	Qualitative differences in the 2 settings may have affected the results. The clinic was quiet with minimal distractions. The kitchens in the group homes were cluttered and distracting. Multiple intervention sites result in inconsistencies in the research. There may have been a ceiling effect for the KTA–M.
Frank et al. (2008)	Evaluate the effectiveness of interpersonal and social rhythm therapy (IPRST) on occupational functioning for adults with bipolar disorder	I—Randomized controlled trial N = 175 participants with a lifetime history of bipolar Type I disorder or schizoaffective disorder, manic type n = 43 Intensive Case Management (ICM)/ICM acute/maintenance phase n = 45 ICM/IPSRT n = 48 IPSRT/ICM n = 39 IPSRT/IPSRT	*Intervention:* Participants randomized to groups based on ICM or IPSRT in the acute phase followed by ICM or IPSRT in the maintenance phase. IPSRT stresses the importance of maintaining daily routines and identifying potential rhythm disruptors. ICM a manual-driven approach to the medical management of bipolar disorder that includes education about the disorder, medications, sleep hygiene, and nonspecific support. *Outcome Measures:* UCLA Social Attainment Scale at baseline, end, 1 and 2 years Social Rhythm Metric	Although participants initially assigned to IPRST showed more rapid improvement in occupational functioning as compared to those in ICM, at 2 years there was no difference between groups. The effect was more pronounced for women.	Variables that were later found to be associated with outcome, such as marital status and medical burden, were not distributed equally among the maintenance study conditions.

(continued)

Evidence Table D2. Mental Health–Paid and Unpaid Employment and Education (continued)

Author/Year	Study Objectives	Level/Design/Participants	Intervention and Outcome Measures	Results	Study Limitations
Gold et al. (2006)	Evaluate the effectiveness of supported employment (SE) programs in a rural setting that differs from an urban setting in that services are more loosely linked and geographically distant and where there may be scarce and less diverse job opportunities.	I—Randomized controlled trial $N = 143$ $n = 66$ in assertive community treatment (ACT)/individual placement and support program (IPS) $n = 77$ in traditional vocational services Participant criteria: Serious mental illness, 18+ years of age, unemployed, current/future interest in employment	*Intervention:* ACT–IPS: Vocational aspects were handled by a team with a staff:participant ratio of 1:10. They searched for jobs of interest and assessed past work, current skills, and tolerance for job demands. Specialists provided unlimited support during study. Control: Case managers, with a staff:participant ratio of 1:30 max. Employment specialists met with the team every 2–4 wk to discuss clients. Both groups' goals were competitive employment. The ACT–IPS group immediately looked for competitive work, but the control group encouraged graduated work-adjustment periods for jobs up to 6 months. *Outcome Measures:* ■ Employment, income earned over time ■ Positive and Negative Syndrome Scale ■ Quality of Life Index	Participants in the ACT–IPS group were significantly more likely to hold competitive jobs than those in the control group (80% vs. 38%). The earnings of the ACT–IPS group also were significantly higher than those of the control group. There was wide variation across both study groups for job tenure. The authors reported that the study outcomes mirror those in urban settings.	The project redesign may have limited internal validity and program construct validity. Possible selection bias and unobserved variables between programs. Neurocognitive status, which could account for competitive work outcomes, was not studied.
Gutman, Kerner, Zombek, Dulek, & Ramsey (2009)	Assess the effectiveness of a supported education (The Bridge Program) program for adults with psychiatric disabilities	I—Randomized controlled trial Follow up to pilot study $N = 38$ participants; $n = 21$ intervention, $n = 17$ control; metropolitan area; 22 men, 16 women; age range: 19–55 Participants recruited from 3 mental health facilities in New York Diagnoses include schizophrenia, schizoaffective disorder, bipolar disorder, depression No participants currently employed. Education levels ranged from not completed high school to completed high school and some college	*Intervention:* The Bridge Program: The program consists of 12 2-hr classroom-lab modules, including time management, stress management, study skills, reading, writing, computer, social skills, and exploration of educational/vocational, followed by 1 hr of mentoring. The program is held 2×/wk for 6 wk. Additional mentoring is offered to participants who complete the program. Faculty and graduate students at Columbia University Occupational Therapy program implemented the program. Control: Treatment as usual at mental health facility. *Outcome Measures:* ■ Program completion rate ■ Educational or job placement rate ■ Measures for program modules ■ Participant Comfort With the Student Role Scale	16 of 21 participants completed The Bridge Program and at 6-month follow-up, 10 of 16 had enrolled in job training, educational program, obtained employment, or were applying for a program. Only 1 of 17 control group participants were involved in coursework. Participants in The Bridge Program showed increased skills in basic academic areas, improved professional behaviors, improved social skills needed for school/work settings. Adherence to a medication routine, having a stable residence, and consistent program attendance were strongest predictors of success in program.	Small sample size; lack of validity and reliability for the pre- and posttests for program modules.

Reference	Design	Intervention / Outcome Measures	Results	Limitations
Hadas-Lidor, Katz, Tyano, & Weizman (2001)	I—Randomized controlled trial N = 58 Study group, n = 29 Control group, n = 29 Participants were diagnosed with schizophrenia in a rehabilitation center in Petah-Tiqva, Israel. The 2 groups were matched for gender, age, family status, education, and category of schizophrenia. Determine the efficacy of dynamic cognitive treatment, using the Instrumental Enrichment (IE) intervention for clients with schizophrenia in a community day rehabilitation program.	*Intervention:* Study group: 2- to 3-hr sessions for 1 hr of the IE program that combines a remedial and adaptive approach using 15 tools, each focusing on a specific cognitive deficiency, performed by occupational therapists, 1–3 sessions per week. Group treatment every 2–3 wk, voluntary. Control group: Traditional occupational therapy, including functional tasks and expressive activities in groups and individually by occupational therapists, with the same schedule as the study group. All treatments were done at the rehabilitation center. *Outcome Measures:* ■ Learning Potential Assessment Device (memory and thought processes) ■ Raven Progressive Matrices and General Aptitude Test Battery ■ Fitts questionnaire (self-concept) ■ Functional outcomes, IADLs, work and residence status	Participants in the IE study condition performed significantly better on almost all of the cognitive tests as compared with the control group. The IE group also demonstrated significant changes on work and residence status compared with the traditional occupational therapy group. No differences were observed for IADLs and self-concept.	The IADL self-report questionnaire may not have been sensitive enough to detect changes in performance in the schizophrenic population. There was no standardized measure of occupational performance.
Kern, Green, Mintz, & Liberman (2003)	I—Randomized controlled trial N = 54 unemployed, clinically stable adults with schizophrenia or schizoaffective disorder Errorless learning condition, n = 29 Conventional trial and error instruction, n = 25 Examine the effectiveness of errorless learning to compensate for neurocognitive deficits in teaching job tasks to adults with schizophrenia and schizoaffective disorder	*Intervention:* Entry-level job tasks (index card filing and toilet tank assembly) were taught either through errorless learning or trial-and-error learning. *Outcome Measures:* Job task performance—percentage of accuracy scores immediately after training	The errorless learning group scored high in job task performance regardless of neurocognitive impairment. The conventional instruction group showed a close correspondence between job task performance and degree of neurocognitive impairment.	Participants in both conditions were not matched for level of neurocognitive impairment.
Kern, Liberman, Kopelowicz, Mintz, & Green (2002)	I—Randomized controlled trial N = 65 unemployed, clinically stable outpatients with schizophrenia or schizoaffective disorder Errorless learning condition, n = 32 Conventional learning condition, n = 33 Evaluate the effectiveness of errorless learning to teach entry-level job tasks to persons with serious and persistent mental illness	*Intervention:* Entry-level job tasks (index card filing and toilet tank assembly) were taught either through errorless learning or trial-and-error learning in small groups *Outcome Measures:* Accuracy, speed, and overall performance	Although there were significant differences in accuracy for both job tasks, the errorless learning group was superior to the conventional learning group only for the card filing task, and there were no differences for speed of performance. Both groups showed decreases in productivity and accuracy at 3 months.	During the 3-month follow-up period, participants had no exposure to tasks learned, which is different from a real world job situation.

(continued)

Evidence Table D2. Mental Health–Paid and Unpaid Employment and Education (continued)

Author/Year	Study Objectives	Level/Design/Participants	Intervention and Outcome Measures	Results	Study Limitations
Kielhofner & Brinson (1989)	Examine the effectiveness of a theoretically based (model of human occupation) occupational therapy aftercare program for chronic mentally ill persons	I—Randomized controlled trial $N = 34$ Experimental group, $n = 20$ Control group, $n = 14$ Diagnoses: Schizophrenia, schizoaffective disorder, bipolar disorder, major depression, atypical depression, bulimia, anorexia Between the ages of 25–40: 16 female, 18 male	*Intervention:* The aftercare program included 1.5- to 2-hr sessions, 3×/wk for 12 wk. Sessions consisted of small group (6 members) activities led by a therapist. The program comprised a series of goals and strategies derived from the model of human occupation's conceptualization of occupational functioning as a continuum of behaviors from exploration to competence to achievement. Each session was highly structured with specific goals, materials, and equipment listed in the protocol. *Outcome Measures:* Recidivism data; Occupational Questionnaire, Katz Adjustment Scales, and the Level of Performance of Socially Expected Activities Scale measured free time and social activities, volition, work, daily living tasks, and recreation; also, a program evaluation completed from therapist report.	The data supporting the hypotheses were not statistically significant. Data trends indicate a positive impact on recidivism and quality of life. Program evaluation reflects most short-term goals were achieved and many long-term goals were achieved (no comparison with control group). Other results of the program evaluation: ■ Therapist assessed the program to be too short. ■ The highly structured format did not accommodate individual needs. ■ The small groups provided a nonthreatening atmosphere. ■ Positive responses from participants correlated with physical activity.	Small sample size; variability in demographic traits, participation in the program, and outcome variables of subjects; control group was not described; posttest only measured.
Kopelowicz, Wallace, & Zarate (1998)	Examine the effects of brief manualized treatment programs designed to teach patient skills to reenter the community and participate in their own self-care	I—Randomized controlled trial 2 groups randomly assigned to either the community reentry program or occupational therapy. $N = 59$ adults with schizophrenia or schizoaffective disorder Community reentry group, $n = 28$ Occupational therapy group, $n = 31$ Mean age: 35 years	*Intervention:* The community reentry program was provided in a short-stay acute psychiatric inpatient facility. It consisted of 16 training sessions, 45 min long, divided into 2 8-session sections. Training sessions included introducing the program and providing a rationale for learning skills, developing an aftercare treatment plan, and teaching coping skills. A modular skills training approach was used in which 7 learning activities were used to teach each session. 2 trainers from a multidisciplinary staff, including occupational therapy, conducted the sessions. The occupational therapy sessions were described as including a full range of customary occupational therapy activities by 2–3 occupational therapists. *Outcome Measures:* ■ Test of knowledge and performance of material presented. This test consists of 18 questions, problems, and role-playing activities ■ Attendance at aftercare service	Participants in the community reentry group were significantly more likely than those in the occupational therapy group to attend the first aftercare appointment. The scores from the test of knowledge and performance for the community reentry group increased from 55% correct preintervention to 81% correct postintervention. For the occupational therapy group, the increase did not change significantly (50%–55%). There was a significant difference between the 2 groups.	Participants were followed for only 1 month after discharge. The outcome measures were designed to measure the specific items taught in the community reentry program. It is not clear whether the occupational therapy groups were working on the same objectives.

Study	Design / Sample	Intervention / Outcome Measures	Results	Comments
Latimer et al. (2006)	Determine the effectiveness of the individual placement and support model and compare outcomes with a nonsupported employment vocational program in Canada	I—Randomized controlled trial $N = 150$ participants Supported employment (SE) group, $n = 75$ Traditional vocational services group, $n = 75$ Inclusion criteria: 18–64 years; diagnosis of schizophrenia, bipolar disorder, or major depression; unemployed	*Intervention:* SE group: Participants were assigned to an employment specialist who helped them define a competitive job according to interest, obtain a job, continue in a job, recover from job loss, and continue in new search and investigate problems. Participants also had a case manager and psychiatrist. Traditional vocational services group: Chose services from the following: sheltered workshop, creative workshop, client programs. Job skills and psychosocial groups were also available. *Outcome Measures:* ■ Clients were interviewed every 2 months to record job start and end dates, hr/wk, salary, and type of work. ■ Quality of life, social network, self-esteem ■ Psychiatric symptoms	The SE group had higher employment rates (any paid or competitive) in each of the 12 months, with significant differences in competitive work. There were no differences between groups for total hours worked and wages earned.	This program was done in Canada, a country that allows more monthly earnings with disability income than in the United States. The percentage of participants who spent time in competitive employment in any given month was no more than 27%, which is lower than similar studies in the past. The authors suggested that institutional environments and implementation issues could account for the differences. The study was started at the same time as the SE program. A study done after the program has been used for a longer time may result in different outcomes.
Lee, Tan, Ma, Tsai, & Liu (2006)	Examine the effect of a work-related stress management program on perceived work-related stress in patients with chronic schizophrenia	I—Randomized controlled trial $N = 29$ patients with schizophrenia in a psychiatric hospital who were employed part-time in the hospital's job program center. Group A: 12 men, 2 women; mean age: 41.21 years Group B: 10 men, 5 women; mean age: 37.53 years	*Intervention:* Crossover design: Group A received treatment for 12 wk, then no treatment for 12 wk. Group B did the opposite. A work-stress management group was held $1 \times$/wk for 1 hr in the occupational therapy department in the psychiatric center. The group addressed the effects of stress on cognition, behavior, and emotion to help them monitor their stressors and symptoms. Skills training, assertiveness training, and problem-solving skills training also were addressed. *Outcome Measures:* Work-related stress questionnaire for chronic psychiatric patients	Participants' stress levels significantly decreased during the stress management program. These increases were not maintained in the following 12 wk when the stress management program was not taking place.	Some situations described in the outcome measure were not encountered by participants, and therefore the stress scores would be lower. The program was not designed for individuals with lower cognitive levels. The study examined only the in-house employment program.

(continued)

Evidence Table D2. Mental Health—Paid and Unpaid Employment and Education (continued)

Author/Year	Study Objectives	Level/Design/Participants	Intervention and Outcome Measures	Results	Study Limitations
Liberman et al. (1998)	Compare the effect of a manualized social skills training program with a crafts- and task-based occupational therapy intervention conducted by trained paraprofessionals on community functioning of persons with persistent forms of schizophrenia	I—Randomized controlled trial $N = 84$, randomized within cohorts of 10–12 patients, 100% male, 66% White, 25% African American, 9% Hispanic or Asian; diagnosis of schizophrenia	*Intervention:* Group 1 received psychosocial occupational therapy in which participants' interests and abilities were individualized through arts and crafts, discussion of feelings, and articulation of personal goals. Three occupational therapists provided services 4 days/wk for 3 hr/day. Group 2 received skills training conducted by 1 occupational therapist and 3 paraprofessionals using the UCLA Social and Independent Living Skills Program, a manualized education protocol covering basic conversation, recreation for leisure, medication management, and symptom management. Training occurred 4 days/wk for 3 hr/day. *Outcome Measures:* ■ Independent Living Skills Survey ■ Social Activities Scale ■ Profile of Adaptation to Life ■ Rosenberg Self-Esteem Scale ■ Brief Symptom Inventory ■ Lehman Quality of Life Scale	Participants in the intervention group showed significant improvement on independent living skills, significant improvement from pretreatment to posttreatment on the Rosenberg Self-Esteem Scale and Brief Symptom Inventory, and significant improvement for the skills trained group on Distress Factor I of the Profile of Adaptation to Life. Both groups showed significant pretreatment-to-posttreatment improvement on the Social Activities Scale, the Global Assessment Scale, and the Brief Psychiatric Rating Scale.	Case managers were not blinded to the treatment conditions.
McGurk, Mueser, Feldman, Wolfe, & Pascaris (2007)	Evaluate the effectiveness of a cognitive training program for schizophrenia, the Thinking Skills for Work Program that was integrated into supported employment services	I—Randomized controlled trial $N = 44$ persons with severe mental illness at 2 sites Intervention, $n = 23$ Control, $n = 21$	*Intervention:* Supported employment plus the Thinking Skills for Work program that provides computerized cognitive training program. Control: Supported Employment alone *Outcome Measures:* Measures of competitive employment—total number of jobs, total wages, total number of hours and weeks worked	Following a 2- to 3-year follow-up period, those in the Thinking Skills for Work and supported employment were more likely to work, held more jobs, worked more weeks, worked more hours, and earned more wages than participants in the supported employment alone condition.	Sites varied with respect to fidelity to the supported employment model; small group size; lack of follow-up of cognitive measures

Reference	Purpose	Design/Sample	Intervention/Outcome Measures	Results	Comments
McGurk, Twamley, Sitzer, McHugo, & Mueser (2007)	Evaluate the effects of cognitive remediation for improving cognitive performance, symptoms, and psychosocial functioning in schizophrenia	I—Meta-analysis 26 randomized controlled trials with 1,151 patients with schizophrenia, schizophreniform disorder, or schizoaffective disorder	*Intervention:* The studies included examined psychosocial interventions designed to improve cognitive performance. *Outcome Measures:* The meta-analysis included studies with at least 1 neuropsychological measure that examined generalization of effects rather than assessment on trained tasks only.	The results indicate that there were significant improvements for all outcomes. There were medium effect sizes for cognitive performance and psychosocial functioning and a small effect size for symptoms. The effects of cognitive remediation on psychosocial functioning were stronger for those studies that paired cognitive remediation with psychiatric rehabilitation rather than in those that examined cognitive remediation alone.	Study is of good quality.
Mueser et al. (2005)	Evaluate the effectiveness of supplementary social skills training on improving work outcomes for clients enrolled in supported employment programs	I—Randomized controlled trial *N* = 35 Group 1, *n* = 18 Group 2, *n* = 17 All clients were enrolled in supported employment or employed at a job obtained in the last 2 months Mean age: 37.7 years Diagnoses: Schizophrenia or schizoaffective disorder, major depression or bipolar disorder, other psychiatric diagnoses	*Intervention:* Group 1: Supported employment (control group) includes rapid job search, individualized job matches, individualized and time-unlimited follow-along supports. 2 hrs of support/wk avg. Group 2: Supported employment plus workplace fundamentals program, a manualized intervention designed to teach clients skills for succeeding in the workplace. Skill areas addressed include making work changes, learning about workplace stressors, problem solving, managing mental and physical health, improving job performance. Sessions were 2 hrs, 1×/wk. Approx. 3–4 months to complete program; monthly booster sessions were offered. *Outcome measures:* ■ Vocational outcomes: hours worked, wages earned, and supported employment services utilized were tracked weekly ■ Workplace Fundamentals Knowledge Test	The workplace fundamentals group showed significantly more improvement in their workplace knowledge than the control group. There was a trend for more clients in the workplace fundamentals group to be working during the 18-month follow-up, but it was not statistically significant. The groups did not differ in number of hours worked or wages earned.	The clients in this study had higher levels of education and longer job tenure histories than clients typically enrolled in supported employment services, so the results may differ with clients that may be more in need of supplementary skills training. Small sample resulted in low power to detect effects of the workplace fundamentals program on employment outcomes. Information on job satisfaction was not obtained; job satisfaction is a goal of the workplace fundamentals program. Symptoms and quality of life ratings were not obtained.

(continued)

Evidence Table D2. Mental Health–Paid and Unpaid Employment and Education *(continued)*

Author/Year	Study Objectives	Level/Design/Participants	Intervention and Outcome Measures	Results	Study Limitations
Mueser et al. (2004)	Compare the work outcomes of 3 vocational rehabilitation models for persons with severe mental illness: (1) the individual placement and support (IPS), (2) a psychosocial rehabilitation (PSR) program using transitional employment, and (3) standard vocational services. This study also examined social outcomes of these models.	I—Randomized controlled trial N = 204 IPS group, n = 68 PSR group, n = 67 Standard services group, n = 69 Participants were clients with mental illness receiving services at a community mental health center.	*Intervention:* IPS model: Employment specialists served on a client's psychiatric treatment team to integrate services. The employment specialist provided a range of services, including engagement of services, exploring job interests, obtaining a job, and job support. Outreach was based on the assertive community treatment model, with an emphasis on services being delivered in the client's natural setting. PSR model: Clients participated in a series of preparatory training activities, followed by transitional jobs, followed by assistance with obtaining competitive work. The program was located off-site from the mental health center. Standard services group: Involved an array of vocational programs offered off-site from the mental health center. Comprehensive employment data were collected for 2 years, and interviews were conducted at baseline and every 6 months for 2 years thereafter. *Outcome Measures:* ■ Structured Clinical Interview for *DSM–IV* for diagnostic and background information ■ Employment outcomes (interview and Indiana Job Satisfaction Scale) ■ Nonvocational outcomes (Positive and Negative Syndrome Scale, Global Assessment Scale, Social Adjustment Scale II, modified Social Support and Social Network Interview, Brief Version of the Quality of Life Interview, Alcohol Use Scale, and Drug Use Scale)	For competitive work, post hoc pairwise comparisons indicated significantly better IPS outcomes than PSR or standard services, which did not differ. For all paid employment, IPS clients had better outcomes than PSR and standard services clients, and standard services clients had better outcomes than PSR clients. Job satisfaction did not differ among groups. Retention rates over 2 years remained over 90% for IPS clients, compared with 50%–60% for PSR clients and <40% for standard services clients. There were few differences between the programs on nonvocational outcomes. Only 2 effects were significant: Global Assessment Scale scores tended to improve over time, and cognitive function tended to worsen over time for all groups. There was a trend for clients in the PSR group to show more satisfaction with their social relationships over time.	The IPS and PSR programs had Spanish-speaking vocational staff; standard services did not. Interviewers were not blind to vocational program assignment. The PSR program was not an International Center for Clubhouse Development–certified clubhouse; therefore, results cannot be generalized to clubhouse programs.
Patterson et al. (2003)	Evaluate the efficacy of a skills training program to improve functioning in middle-age and older adults with chronic psychotic disorders	I—Randomized controlled trial N = 40 patients at a board-and-care facility Intervention group, n = 16 Control group, n = 16 (8 dropouts)	*Intervention:* Intervention group received 24-session Functional Adaptation Skills Training (FAST), a manualized social–cognitive theory–based behavioral intervention focused on improving medication management, social skills, communication skills, organization and planning, transportation, and financial management. Control group received treatment as usual. *Outcome Measures:* ■ UCSD Performance-Based Skills Assessment (functional skills) ■ Positive and Negative Syndromes Scales ■ Hamilton Rating Scale for Depression ■ Quality of Well-Being Scale	Functional performance following participation in the FAST program improved significantly postintervention and was maintained at 3-month follow-up in comparison to control participants. There was no change in psychopathology during the treatment and follow-up periods.	Performance-based functional measure may not accurately portray real-life performance. Client contact was greater for the FAST condition than for the control condition, which may explain differences in results.

| Patterson et al. (2005) | Evaluate the effectiveness of the Program for Training and Development of Skills in Latinos (PEDAL) on improving everyday functioning compared with a time-equivalent friendly support group | I—Randomized controlled trial

Participants were selected from three mental health clinics near the U.S.–Mexico border in San Diego County.
100% of participants were Latino, of Mexican descent, and Spanish-speaking

$N = 29$ participants
Group 1, $n = 21$ (mean age: 46.8 years)
Group 2, $n = 8$ (mean age: 57.3 years)
Diagnoses: Schizophrenia or schizoaffective disorder | *Intervention:*
Group 1 (PEDAL) received a manualized, cognitive–behavioral intervention that focuses on 6 areas of everyday functioning (medication management, social skills, communication skills, organization and planning, transportation, and financial management). PEDAL is an adapted for the Latino population from an existing program, Functional Adaptation Skills Training.
Group 2 (control) took part in a time-equivalent, friendly support group that focused on a current theme being discussed and encouraged problem solving. Specific skills were not taught.

Outcome Measures:
■ Social Skills Performance Assessment (SSPA)
■ USCD Performance-Based Skills Assessment
■ Role-playing tasks involving social and communication skills, household management, and general organization | Group 1 showed significant improvement over Group 2 in everyday functioning at 6 months. Group 1 showed improvements in everyday functioning at 12 and 18 months, but the effect size was not significant. There was no difference between groups for performance on the Social Skills Performance Assessment. | Small sample size. Performance-based assessments were conducted in laboratory settings. Gender, patterns of symptoms, past history, family involvement, and the importance of specific cultural factors were not examined. Findings may not generalize to other Latinos beyond Mexican descent. |
| Patterson et al. (2006) | Evaluate the effectiveness of Functional Adaptation Skills Training (FAST) on improving functional and social skills on outpatients with chronic psychotic disorders | I—Randomized controlled trial

$N = 240$
FAST group, $n = 124$
Control group, $n = 116$

Participants were recruited from 25 board-and-care facilities in San Diego County and then randomly assigned to groups.
Diagnosis: Schizophrenia or schizoaffective disorder | *Intervention:*
Participants for both groups met 1×/wk for 24 wk for 120 min/session.
Group 1 (FAST) received a manualized behavioral intervention targeting 6 areas of everyday functioning (medication management, social skills, communication skills, organization and planning, transportation, and financial management). Groups were co-led by a graduate-level therapist and a management or nursing paraprofessional.
Group 2 (attention control condition) received support intervention sessions that addressed personal problems and what themes emerged; solutions were not discussed.

Outcome Measures:
■ UCSD Performance-Based Skills Assessment
■ Social skills performance assessment
■ Medication management abilities assessment
■ Positive and Negative Syndromes Scale (PANNS)
■ Hamilton Rating Scale for Depression (HAM–D)
■ Quality of Well-Being Scale | FAST participants improved more on everyday living skills and social skills than the control group. There was no difference between groups for medication management. Groups did not differ in overall improvement of secondary outcomes such as HAM–D and PANSS scores. | Exclusion of the participant's support network. Results of participants recruited from board-and-care facilities may not generalize to other settings. |

(continued)

Evidence Table D2. Mental Health—Paid and Unpaid Employment and Education (*continued*)

Author/Year	Study Objectives	Level/Design/Participants	Intervention and Outcome Measures	Results	Study Limitations
Pilling et al. (2002)	Provide a meta-analytical review of social skills training and cognitive remediation in treating persons with schizophrenia	I—Meta-analysis of randomized controlled trials 9 social skills studies; studies based on samples of people with schizophrenia or related disorders, including delusional disorder, schizophreniform disorder, and schizoaffective disorder	*Intervention:* Structured psychosocial interventions (group or individual) intended to enhance social performance and reduce distress and difficulty in social situations. *Outcome Measures:* ▪ Brief Psychiatric Rating Scale ▪ Global Adjustment Scale ▪ Social skills changes ▪ Relapse ▪ Medication compliance ▪ Quality of life, adaptation of life, social adjustment ▪ Harm to others, harm to self	Overall, the meta-analyses did not reveal a difference between social skills and comparison treatments.	The studies varied significantly in the outcome measures.
Robertson, Connaughtor, & Nicol (1998)	Determine the effectiveness of life skills training programs vs. standard care for individuals with chronic mental illness	I—Meta-analysis Included randomized controlled trials and quasi-randomized controlled trials, 129 citations reviewed—2 studies included	*Intervention:* Group or individual training programs involving independent functioning in daily living. Examples include money management, home management, domestic skills, and personal self-care. Social skills training was not a focus. Comparison groups were considered traditional rehabilitation, including recreation, art, and occupational therapy. *Outcome Measures:* ▪ Life skills, social functioning ▪ Behavior ▪ Economic outcomes ▪ Social Anxiety Scale ▪ Royal Edinburgh Occupational Therapy Assessment Form	The results were inconclusive, providing no evidence for or against life skills training programs.	The sample size in the studies included was too small to draw any firm conclusions, possibly indicating that the selection criteria were too restrictive.

Author/Year	Purpose	Study Design/Participants	Intervention/Outcome Measures	Results	Limitations
Rogers, Anthony, Lyass, & Penk (2006)	Examine and compare the effectiveness of psychiatric vocational rehabilitation (PVR) and enhanced state vocational rehabilitation (ESVR) in improving employment, educational, clinical, and quality of life outcomes for persons with psychiatric disabilities	I—Randomized controlled trial N = 135 PVR group, n = 70 ESVR group, n = 65 Participants had a major mental illness, were unemployed or substantially underemployed, and expressed a desire for vocational rehabilitation services	*Intervention:* The PVR group intervention was based on the Choose–Get–Keep model that outlines how practitioners diagnose, plan, and intervene to help persons with psychiatric disabilities develop skills to be successful and satisfied in employment. It included classroom instruction and individual meetings for 24 months. ESVR participants were referred for state vocational rehabilitation services, including counseling, guidance, referral, training, and treatment as appropriate. The duration varied according to their individual rehabilitation plans. *Outcome Measures:* Major assessments were conducted at baseline, 9 months, 18 months, and 24 months postbaseline. ■ Rosenberg Self-Esteem Scale ■ Change Assessment Scale ■ Brief Psychiatric Rating Scale ■ Lehman Quality of Life Interview ■ Vocational/educational status instruments	Both measures were deemed effective by the authors. There was no significant difference in the vocational, self-esteem, quality of life, or symptomatology outcomes of the individuals who received the PVR intervention vs. those who received ESVR.	The authors took substantial measures to discourage ESVR participants from dropping out. This may have contaminated the study results.
Torres, Mendez, Merino, & Moran (2002)	Examine the effectiveness of using *El Tren*, a board game, to improve social functioning for persons with schizophrenia	I—Randomized controlled trial N = 49 Spanish-speaking clients participating in the hospital's day rehabilitation center Group 1, n = 19 Group 2, n = 16 Group 3, n = 14 36 male, 13 female Most were single, living with immediate family in an urban area, and unemployed	*Intervention:* Group 1 played *El Tren*, a board game that simulates a railway trip in which unexpected problems are encountered and solved as the train passes through each station; received social skills training that focused on teaching clients to receive, process, and send social communication signals; received psychomotor skills training, which included exercise to develop equilibrium, rhythm, and coordination; and took part in occupational therapy, with activities designed to improve fine and gross motor movements. Group 2 received social skills training, psychomotor skills training, and occupational therapy but did not play *El Tren*. Group 3's program included occupational therapy only. Frequency: ■ *El Tren* 1 hr/wk ■ Social skills training 3 hr/wk ■ Occupational therapy: 5 hr/wk Duration: 6 months *Outcome Measures:* Social Function Scale	Participants in Group 1 achieved significant improvement in social withdrawal, interpersonal functioning, recreational activities, and work over time. Participants in Group 2 achieved significant improvement in social withdrawal, independence (performance), and work. Participants in Group 3 showed significant improvements in social activities and work. Participants in Group 1 had significantly more improvement in interpersonal functioning than those in the other groups. There also was significantly more improvement in Group 1 than Group 2 on social withdrawal but not for Group 3.	*El Tren* has been tested at only 1 center. The results may not generalize to other populations.

(continued)

Evidence Table D2. Mental Health—Paid and Unpaid Employment and Education (*continued*)

Author/Year	Study Objectives	Level/Design/Participants	Intervention and Outcome Measures	Results	Study Limitations
Tsang, Chan, Wong, & Liberman (2009)	Evaluate the effectiveness of an integrated supported employment program (ISE) that combines Individual Placement and Support (IPS) with social skills training (SST) for persons with persistent and severe mental illness in Hong Kong	I—Randomized controlled trial $N = 163$ $n = 52$ ISE $n = 56$ IPS $n = 55$ traditional vocational rehabilitation (TVR)	*Intervention:* Group 1: ISE combines IPS with SST, a program to improve social communication, social problem-solving, and social functioning. The IPS program includes referral, building a relationship, vocational assessment, individual employment plan, obtaining employment, and follow-along support. SST is initiated during vocational assessment. Group 2: ISE alone. ISE and IPS groups conducted by occupational therapists Group 3: TVR included comprehensive vocational assessment and prevocational training. *Outcome Measures:* ■ Employment rate ■ Job characteristics ■ Job tenure ■ Salary	After 15 months of participation in services, the ISE participants had significantly higher employment rates and longer job tenure than those in IPS and TVR. Those in IPS had better employment outcomes than those in TVR.	Fidelity to SST and improvement on social skills was not evaluated. Follow-up period may not have been long enough to detect non-vocational and long-term vocational outcomes.
Tsang & Pearson (2001)	Evaluate the effectiveness of a work-related social skills training program in improving the ability to find and keep jobs for persons with schizophrenia	I—Randomized controlled trial $N = 97$ participants recruited from halfway houses and sheltered workshops in Hong Kong Group 1, $n = 30$ Group 2, $n = 26$ Group 3, $n = 41$ All unemployed. Education of no fewer than 5 years of primary school and no more than 5 years of secondary school. Individuals with learning disabilities were excluded. Diagnosis: schizophrenia	*Intervention:* Work-related social skills training program; sessions reviewed basic social skills (e.g., facial expressions/gestures) and social survival skills (personal appearance) and then focused on skills related to finding and keeping a job, conflict resolution, and problem-solving skills. Group 1 received work-related social skills training plus follow-up contact with group members and the trainer. Group 2 received work-related social skills training with no follow-up. Group 3 (comparison group) received standard outpatient psychiatric care. *Outcome Measures:* ■ 2-part measure of work related social competence that evaluated perceived social competence and assessed job-related social performance through role play ■ Motivation questionnaire ■ Employment status	Groups 1 and 2 scored significantly higher on most items, excluding "instructing a new colleague." Groups 1 and 2 scored significantly higher on the role-play test. At the 3-month follow-up assessment, 46.7% of Group 1 was gainfully employed, 23.1% of Group 2 was gainfully employed, and 2.4% of Group 3 was gainfully employed. The differences among groups were statistically significant.	A yearlong follow-up would have been a better predictor of job retention. The study was carried out during a labor shortage in Hong Kong, so jobs were more readily available.

Twamley, Jeste, & Lehman (2003)	Examine, using a meta-analysis of randomized controlled trials (RCTs), the effectiveness of work rehabilitation interventions for persons with schizophrenia and other primary psychotic disorders	I—Meta-analysis Databases searched: MEDLINE (1966–2002), PsycINFO (1887–2002) Criteria included English-language, peer-reviewed RCTs, reference lists of identified articles 11 studies included for a total of 1,617 participants. Mean sample size: 147 Mean age: 38 years 58% male	*Intervention:* Work rehabilitation approaches from 3 categories: (1) supported employment (SE) or Individual Placement and Support Model (IPS); (2) job-related social skills training; and (3) Incentive Therapy—a Veterans Affairs–based program that offers part-time, set-aside job placements at the VA hospital, compensated at rates below minimum wage. Interventions were provided in an outpatient setting. Control conditions included treatment-as-usual, psychosocial vocational rehabilitation programs, and interventions that differed from the experimental condition by a single variable (e.g., paid vs. unpaid). *Outcome Measures:* • Percentages of participants achieving employment • Number of hours worked • Mean ages earned • Mean job tenure	9 of the 11 studies reported positive results for IPS/SE programs. Mean effect size comparing IPS/SE to conventional vocational rehabilitation = 0.79; however, nearly half (49%) did not obtain competitive work. The single Incentive Therapy study and the single work-related social skills training article found improved participation in working at end point. Across all RCTs, the weighted mean effect size for employment in the experimental vs. comparison conditions was 0.66. The number of RCTs of vocational rehabilitation restricted to individuals with schizophrenia is limited. The number of RCTs of work rehabilitation approaches other than IPS/SE is very limited.
Velligan et al. (2000)	Evaluate the effectiveness of cognitive adaptation training on levels of adaptive functioning in outpatients with schizophrenia	I—Randomized controlled trial N = 45 adults with schizophrenia or schizoaffective disorder post discharge from inpatient psychiatric facility. 15 per group Age range: 18–55 years; Mean age: 37.12 years	*Intervention:* Cognitive adaptation training is a manual-driven series of compensatory strategies based on neuropsychological, behavioral, and occupational therapy principles. An environmental assessment identified triggers for maladaptive behaviors, presence of safety hazards, availability of needed equipment and supplies, and organization of belongings. The person's environment is adapted based on behavior and executive functioning. The groups were seen weekly for a 9-month period. Standard medication follow-up group Control group: Group controlling for therapist contact times and or changes in the patient's environment plus standard follow-up *Outcome Measures:* Brief Psychiatric Rating Scale, Negative Symptom Assessment, Global Assessment of Functioning Scale, Multnomah Community Ability Scale and Relapse	Patients who received cognitive adaptation training did better than those in the control and follow-up-only conditions with respect to level of symptoms and level of adaptive functioning. Relapse rates also improved for this group. Patients in the control condition that included a therapist's weekly home visit and manipulation of the environment in nonspecific ways fared worse than the follow-up-only group. Small sample size. Lack of a therapeutically active control condition. It is not known if the results would apply to more stable outpatients.

(continued)

Evidence Table D2. Mental Health–Paid and Unpaid Employment and Education *(continued)*

Author/Year	Study Objectives	Level/Design/Participants	Intervention and Outcome Measures	Results	Study Limitations
Velligan et al. (2006)	Examine the usage rates of environmental supports provided through cognitive adaptation training vs. a generic environmental supports group	I—Randomized controlled trial $N = 68$, but 3-month data available only for 60 Group 1, $n = 29$ Group 2, $n = 31$ Outpatients with schizophrenia or schizoaffective disorder receiving 2nd-generation antipsychotic medication other than clozapine	*Intervention:* Group 1: Cognitive adaptation training: a manual-driven series of environment supports—such as signs, checklists, supplies—that are individually tailored, set up in the home environment, and reinforced weekly. Group 2: Generic environmental supports: a manual-driven series of generic supports (e.g., calendars, pill containers, alarm clocks) are given to clients in the clinic. Clients are expected to set up supports on their own using an audio recording of the trainers and clients "how-to" discussion. Group 3: Assessment only Frequency/duration Group 1: 30 min/wk Group 2: 1 visit for initial training (time not reported), follow-up phone calls 1 time/month *Outcome Measures:* Each month a utilization researcher telephoned each client and asked about frequency of use of the item and how the item was used	Participants in Group 1 reported significantly higher use rates of environmental supports than Group 2.	Utilization researchers were not blinded to which treatment group the participant belonged. It is unclear whether the higher rate use of Group 1 was due the individualization of supports, the training in the use of the supports, or the weekly visits that reinforce use of the supports. May not generalize to other groups with severe mental illnesses.
Level II					
Bell & Bryson (2003)	Predict the rate of improvement over time on measures of work performance using the Work Behavior Inventory (WBI) and neuropsychological battery scores	II—Cohort study $N = 33$ participants diagnosed with schizophrenia or schizoaffective disorder who had completed 22–26 wk of work rehabilitation. 6 participants dropped out of a no-pay group.	*Intervention:* Participants were placed in 26-wk work placements from 20 work sites. Work performance was evaluated biweekly (total: 13) by the WBI. The information was analyzed to separate the participants into those who had improved WBI scores (20% or more) and those who did not. The subscales of the WBI were analyzed within each biweekly evaluation. The slopes of improvement were analyzed with other evaluations to predict the WBI slopes. *Outcome Measures:* ■ Wisconsin Card Sorting Test, Wechsler Adult Intelligence Scale, Continuous Performance Test, Wechsler Memory Scale–Revised, Hopkins Verbal Learning Test, Gorham Proverbs Test, and the Bell–Lysaker Emotion Recognition Test were all used to measure cognitive, emotional and intelligence levels. ■ The WBI was used for work factors.	Participants either achieved proficiency or improved their performance on the 5 domains of the WBI by 76%–91% over the 26 wk of participation in the work program. Individual differences on the cognitive tests predicted rates of improvement on the WBI.	Study was done only with men in their late 40s with an extended history of mental disorder. The results did not look at the superior performance of individuals from start to finish or those who did not improve above 29%. Results would likely differ in those groups. Results may differ over extended study period.

Kates, Nikolaou, Ballie, & Hess (1997)	Evaluate the effectiveness of an in-home employment program for persons with severe mental illness	II—Nonrandomized control $N = 52$ $n = 26$ individuals with a mental illness who did not have access to work programs $n = 26$ (control group) Individuals cross-matched on age, sex, diagnosis, and number of hospital admissions. Diagnoses: Schizophrenia, affective psychosis	*Intervention:* In-home program: A specific work project would be decided on by staff and client. The components for the work tasks were brought to the client's home, where clients would complete the work in their own time. The staff would visit twice a week to measure progress, collect work, replace tasks, or pay the client. Control program: Outpatient program of sponsoring mental health program *Outcome Measures:* ■ Beck Depression Scale ■ Rosenberg Self-Esteem Questionnaire ■ 90-item symptom checklist ■ General Health Questionnaire ■ Information on earnings, productivity and work outcomes, hospitalization rates, cost analysis	Although there was no difference in symptoms at 12 months, there was a significant difference between groups at 24 months. Significant improvements in the in-home group were noted at 12 and 24 months. There were no differences between groups on the Beck Depression Scale or the General Health Questionnaire. 5 members of the in-home group joined another work program at the end of this program, as compared with 2 members of the control group. 7 of the in-home group joined the clinical work group. The in-home participants worked an average of 26 hours each month, and their earnings were 3 times that of individuals at local sheltered workshops.	The program consisted of a small group of individuals; lack of randomization.
O'Carroll, Russell, Lawrie, & Johnstone (1999)	Compare the effectiveness of errorless learning over trial-and-error learning	II—Nonrandomized controlled trial $N = 61$ adults $n = 20$ adults with memory impairment and schizophrenia $n = 21$ adults with schizophrenia but no memory impairment $n = 20$ healthy controls	*Intervention:* All groups received trials with errorless learning and trial-and-error learning. *Outcome Measures:* ■ Mini Mental State Examination ■ Krawiecka Psychiatric Assessment Scale ■ Level of interest/cooperation during test	Although participants with memory impairment had decreased performance on trial-and-error learning compared with the other groups, there was no difference between groups on errorless learning.	Lack of randomization assignment to treatment conditions.

(continued)

Evidence Table D2. Mental Health–Paid and Unpaid Employment and Education (continued)

Author/Year	Study Objectives	Level/Design/Participants	Intervention and Outcome Measures	Results	Study Limitations
Razzano et al. (2005)	Examine the relationship of client clinical factors to employment outcomes	II—Cohort design $N = 1,273$ Male: 53% Female: 47% Setting: 8 settings in Maryland, Connecticut, South Carolina, Arizona, Massachusetts, Maine, and Texas	*Intervention:* Participants completed the 24-month Employment Intervention Demonstration Program (EIDP), $N = 1,273$ a multisite of supported employment intervention *Outcome Measures:* ■ Positive and Negative Syndrome Scales (PANSS) ■ Alcohol Use Scale and Drug Use Scale ■ Adherence to medication ■ Hospitalization ■ Labor force information data, including hours worked, earnings, job duties, level of workplace integration 　■ Types and amounts of vocational and clinical services per month 　■ Whether competitive employment was achieved 　■ Working 40 or more hours in a single month 　■ Monthly earnings from paid employment	With each month of the study, participants' likelihood of achieving competitive employment increased by approximately 20%. Higher-than-median PANSS scores on positive symptoms were associated with greater likelihood of achieving competitive employment, whereas higher-than-median negative symptoms were associated with a lesser likelihood of achieving competitive employment.	EIDP participants were selected from specific sites in certain regions of the United States rather than drawn from a national probability sample of individuals with psychiatric disabilities.
Schindler (2005)	Examine whether adults diagnosed with schizophrenia demonstrated improved task, interpersonal skills, and social roles when involved in a individualized intervention based on the Role Development Program (RDP), in comparison to an intervention based on a multidepartmental activity program (MAP)	II—Nonrandomized controlled trial $I = 84$ participants, 42 per group, all male Diagnosis: schizophrenia disorder	*Intervention:* Group 1 (comparison): MAP—a non-individualized, therapeutic intervention designed to encourage the productive use of time and socialization in a group setting. Does not address social roles or skills imbedded in social roles. Group 2 (experimental): RDP—an enhancement of the MAP. Utilizes individualized theory-based interventions to help each participant develop task and interpersonal skills within meaningful social roles. Frequency: Both groups received 15 min/wk of individual attention. Other meeting times are not reported. Duration: Varied from 4, 8, and 12 wk *Outcome Measures:* ■ Role Functioning Scale ■ Task Skills Scale ■ Interpersonal Skills Scale	Participants in the RDP demonstrated greater improvement in social roles, task skills, and interpersonal skills than participants in the MAP.	Results may not generalize to individuals in other treatment settings. Staff involved in the RDP may not be typical of staff in other treatment settings. Full validity studies had not been conducted on 2 of the assessment instruments.

Study	Study Objectives	Level/Design	Participants	Intervention and Outcome Measures	Results	Study Limitations
Twamley et al. (2005)	Examine employment outcomes among middle-aged and older clients with schizophrenia in 3 work rehabilitation programs that vary in emphasis	II—Nonrandomized trial, combination of Level III data with randomized controlled trial data	$N = 66$ Group 1, $n = 36$ Group 2 $n = 14$ Group 3, $n = 16$	*Intervention:* Group 1 took part in Wellness and Vocational Enrichment (WAVE), which provided prevocational counseling and employment. Participants work 20 hr/wk. Duration varied. All participants had been given the opportunity to receive services for at least 5 months. Group 2 received services from the Department of Rehabilitation/Employment Services (DOR), providing evaluation, job preparation, development and retention services for 12 months. Group 3 received Individual Placement Support (IPS), which provides assessment, support for job searching, and employment support for 12 months. *Outcome Measures:* Participation in work of volunteer activities	81% of IPS participants obtained volunteer or paid work, compared with 44% of WAVE participants and 29% of DOR participants. Rates of competitive work were 69% for IPS, 29% for DOR, and 17% for WAVE. IPS participants were more likely to work than WAVE or DOR participants, suggesting that the place-then-train approach is more effective.	The numbers of participants in the IPS and DOR groups were small. The data from the WAVE group were gathered retrospectively. The IPS and DOR groups received treatment at a university-based mental health clinic, and the WAVE participants received treatment at a VA community mental health clinic.

Level III

Study	Study Objectives	Level/Design	Participants	Intervention and Outcome Measures	Results	Study Limitations
Brown, Rempfer, & Hamer (2002)	Identify strategies that support the acquisition of skills for independent living by examining a program designed to establish habit patterns related to grocery shopping skills.	III—Pretest/posttest	$N = 38$ participants Mean age: 40.2 years Diagnoses of schizophrenia or schizoaffective disorder	*Intervention:* 9 sessions included multiple strategies used to teach grocery shopping skills. These strategies included repeated practice with feedback, motivational incentives, scripting of the process, situated cognition approaches, and cuing. *Outcome Measures:* Test of Grocery Shopping Skills—measures accuracy, redundancy, and time to find 10 items in an actual grocery store.	Participants showed statistically significant improvement in accuracy and redundancy of grocery shopping skills but not in time.	No control group for comparison. Limited information available on the demographics. Specific details of the intervention were not provided limiting replication of the study.

(continued)

Evidence Table D2. Mental Health–Paid and Unpaid Employment and Education *(continued)*

Author/Year	Study Objectives	Level/Design/Participants	Intervention and Outcome Measures	Results	Study Limitations
Gutman et al. (2007)	Assess the effectiveness of a supported education (The Bridge Program) program for adults with psychiatric disabilities.	III—Pretest/posttest *N* = 18 participants with a diagnosis of mental illness currently receiving medication and stabilized 1 year; ages 24–50 years	*Intervention:* A supported education program developed by the Occupational Therapy Program at Richard Stockton College called The Bridge Program. The program consisted of weekly sessions for 12 wk. Each session consisted of 2 hr of basic academic skills training, including time management, stress management, study skills, reading, writing, computer, social skills, and exploration of educational/vocational interests; followed by 1 hr of mentoring with an occupational therapy student. *Outcome Measures:* ▪ Pre- and posttests for each academic module; Participants Comfort With the Student Role Scale ▪ Participant Overall Satisfaction Scale ▪ Task Skills (TSS) ▪ Interpersonal Skills (ISS) ▪ School Behavior Scales ▪ Percentage of participants who successfully completed and enrolled in further academic coursework, completed a GED, or obtained employment	Significant improvements were reported on the posttests for 10 of the academic modules. The Participants Comfort with the Student Role Scale indicated more confidence in academic skills and ability to interact with peers/instructors. Significant improvements in scores were noted on the TSS, ISS, and School Behavior Scales. Of the 18 participants, 16 completed the program, and 12 enrolled in further coursework.	Lack of established reliability and validity for outcome assessments. Lack of control group. Small sample size.
Hutchinson, Anthony, Massaro, & Rogers (2007)	Evaluate the success of a supported education/supported employment program for persons with psychiatric disabilities	III—Pretest/posttest *N* = 61 Mean age: 34.78 years Diagnoses included schizophrenia and depression	*Intervention:* Training for the Future (TFTF), a combined supported education and supported employment program at Boston University's Center for Psychiatric Rehabilitation. The goals of the program are to teach computer skills and recovery coping strategies along with supported employment. A 10-month classroom phase (4 days/wk from 9:30–3:15) consisted of morning instruction computer skills, afternoon practicum time, and the Recovery Workshop. A 2-month 20-hr/wk unpaid internship followed. Upon completion of the internship, students were provided job development and employment support once work was secured. *Outcome Measures:* ▪ Ongoing Client Instrument, Empowerment Scale ▪ Tennessee Self-Concept Scale ▪ Katz Adjustment Scale ▪ Client Satisfaction Scale	Overall, there was a positive change in work status. The number of participants working and the number of hours worked week increased. There was a significant decrease over time in mental health and rehabilitation services use, significant increases in independent living, and positive gains in self-esteem. There were no significant improvements over time on the Katz subscales, but there were improvements in the Total Empowerment scale. Participants reported overall satisfaction with the program.	Lack of control group. Sample selected was highly educated and mostly White and already living independently. Missing long-term data due to dropouts.

Lysaker, Bell, & Bioty (1995)	Examine the relationship between measures of cognitive function collected at intake and symptom level measured after 5 months of work rehabilitation	III—Pretest/posttest $N = 60$; 56 male, 4 female	*Intervention:* Participants worked up to 20 hr/wk over 17 wk and attended weekly 50-min group meetings that focused on work experience and offered job-related problem solving and support. *Outcome Measures:* ■ Positive and Negative Syndrome Scale (PANSS) ■ Wisconsin Card Sorting Test (WCST) ■ Gotham Proverbs Test	Total PANSS scores significantly declined after 5 months of work rehabilitation. Results supported the hypothesis that cognitive impairments are associated with a reduction in the clinical effects of work rehabilitation. The WCST and Gotham Proverbs Test were able to correctly classify 83% of participants as improved or unimproved on total symptoms after rehabilitation.	Lack of control group. The analyses were correlational, so causal relationships between cognitive deficits and symptom change could not be determined. The majority of the study population was middle-aged men; results for women or younger men may differ. The work rehabilitation took place only at the VA medical center. It is possible that participants experienced a lesser degree of improved symptoms because they failed to take their medications regularly.
Phelan, Lee, Howe, & Walter (2006)	Describe a pilot group program for parents with a mental illness (Australia)	III—Pretest/posttest $N = 19$ parents completed from 29 participating in the program	*Intervention:* Parenting and Mental Illness Group Program consisted of a 6-wk group program followed by 4 individual follow-up sessions. Interviews at intake. *Outcome Measures:* ■ Eyberg Child Behaviour Inventory ■ Parenting Scale	At posttest, 40% fewer parents were in the "intensity" clinical range and 57% fewer in "problem" on Eyberg. On the parenting scale, 26% fewer were in the clinical range for laxness, 45% for over-reactivity, and 33% for verbosity.	Small sample size; attrition in program completion and completion of posttest; no comparison statistics were included.

Note. DSM–IV = Diagnostic and Statistical Manual of Mental Disorders, 4th Edition; IADLs = instrumental activities of daily living; UCLA = University of California, Los Angeles; UCSD = University of California at San Diego.

Literatur

Accreditation Council for Occupational Therapy Education. (2012a). Accreditation standards for a doctoral-degree-level educational program for the occupational therapist. *American Journal of Occupational Therapy, 66.*

Accreditation Council for Occupational Therapy Education. (2012b). Accreditation standards for a master's-degree-level educational program for the occupational therapist. *American Journal of Occupational Therapy, 66.*

Accreditation Council for Occupational Therapy Education. (2012c). Accreditation standards for an educational program for the occupational therapy assistant. *American Journal of Occupational Therapy, 66.*

Agency for Healthcare Research and Quality, U.S. Preventive Services Task Force. (2009). *Standard recommendation language.* Retrieved February 14, 2009, from http://www.ahrq.gov/clinic/uspstf/standard.htm

Ali, A. (2009). Disability in schizophrenia and its relation with duration of illness and age of onset. *International Journal of Psychosocial Rehabilitation, 14,* 37–41.

Allen, C.A., Austen, S.K., David, S.K., Earhart, C.A., McCraith, D.B., & Williams, L.R. (2007). *Manual for the Allen Cognitive Level Screen-5 and Large Cognitive Level Screen-5.* Colchester, CT: S&S Worldwide.

Allen, C.K., Earhart, C.A., & Blue, T. (1992). *Occupational therapy treatment goals for the physically and cognitively disabled.* Bethesda, MD: American Occupational Therapy Association.

American Medical Association. (2011). *CPT 2012.* Chicago: Author.

American Occupational Therapy Association. (1979). *Occupational therapy product output reporting system and uniform terminology for reporting occupational therapy services.* (Available from the American Occupational Therapy Association, 4720 Montgomery Lane, P.O. Box 31220, Bethesda, MD 20824-1220.)

American Occupational Therapy Association. (1989). *Uniform terminology for occupational therapy* (2nd ed.). (Available from the American Occupational Therapy Association, 4720 Montgomery Lane, P.O. Box 31220, Bethesda, MD 20824-1220)

American Occupational Therapy Association. (1994). Uniform terminology for occupational therapy (3rd ed.). *American Journal of Occupational Therapy, 48,* 1047–1054.

American Occupational Therapy Association. (2002). Occupational therapy practice framework: Domain and process. *American Journal of Occupational Therapy, 56,* 609–639.

American Occupational Therapy Association. (2006). Policy 1.44: Categories of occupational therapy personnel. In *Policy manual* (2011 ed., pp. 33–34). Bethesda, MD: Author.

American Occupational Therapy Association. (2007). AOTA's *Centennial Vision* and executive summary. *American Journal of Occupational Therapy, 61,* 613–614.

American Occupational Therapy Association. (2008a). Guidelines for documentation of occupational therapy. *American Journal of Occupational Therapy, 62,* 684–690.

American Occupational Therapy Association. (2008b). Occupational therapy practice framework: Domain and process (2nd ed.). *American Journal of Occupational Therapy, 62,* 625–683.

American Occupational Therapy Association. (2009). Guidelines for supervision, roles, and responsibilities during the delivery of occupational therapy services. *American Journal of Occupational Therapy, 63,* 797–803.

American Occupational Therapy Association. (2010). Standards of practice for occupational therapy. *American Journal of Occupational Therapy, 64,* S106–S111.

American Psychiatric Association. (2000). *Diagnostic and statistical manual of mental disorders* (4th ed., text rev.). Washington, DC: Author.

Anzai, N., Yoneda, S., Kumagai, N., Nakamura, Y., Ikebuchi, E., & Liberman, R.P. (2002). Training persons with schizophrenia in illness self-management: A randomized controlled trial in Japan. *Psychiatric Services, 53,* 545–547.

Bartels, S.J., Forester, B., Mueser, K.T., Miles, K.M., Dums, A.R., Pratt, S.I., & Perkins, L. (2004). Enhanced skills training and health care management for older persons with severe mental illness. *Community Mental Health Journal, 40,* 75–90.

Baum, C., Morrison, T., Hahn, M., & Edwards, D. (2003). *Executive Function Performance Test: Test protocol booklet.*

St. Louis, MO: Washington University, School of Medicine.

Beard, J.G., & Ragheb, M.G. (1980). The Leisure Satisfaction Scale. *Journal of Leisure Research, 12,* 20-33.

Becker, P. (2006). Treatment of sleep dysfunction and psychiatric disorders. *Current Treatment Options in Neurology, 8,* 367-375.

Bell, M.D., & Bryson, G. (2003). Work rehabilitation in schizophrenia: Does cognitive impairment limit improvement? *Schizophrenia Bulletin, 27,* 269-279.

Bell, M., Bryson, G., Greig, T., Corcoran, C., & Wexler, B.E. (2001). Neurocognitive enhancement therapy with work therapy: Effects on neuropsychological test performance. *Archives of General Psychiatry, 58,* 763-768.

Bell, M.D., Fiszdon, J.M., Greig, T.C., & Bryson, G.J. (2005). Can older people with schizophrenia benefit from work rehabilitation? *Journal of Nervous and Mental Disease, 193,* 293-301.

Bell, M., Lysaker, P., & Bryson, G. (2003). A behavioral intervention to improve work performance in schizophrenia: Work Behavior Inventory feedback. *Journal of Vocational Rehabilitation, 18,* 43-50.

Bellack, A.S. (2004). Skills training for people with severe mental illness. *Psychiatric Rehabilitation Journal, 27,* 375-391.

Beynon, S., Soares-Weiser, K., Woolacott, N., Duffy, S., & Geddes, J.R. (2008). Psychosocial interventions for the prevention of relapse in bipolar disorder: Systematic review of controlled trials. *British Journal of Psychiatry, 192,* 5-10.

Bickes, M.B., DeLoache, S.N., Dicer, J.R., & Miller, S.C. (2001). Effectiveness of experiential and verbal occupational therapy groups in a community mental health setting. *Occupational Therapy in Mental Health, 17,* 51-72.

Bond, G.R. (2004). Supported employment: Evidence for an evidence-based practice. *Psychiatric Rehabilitation Journal, 27,* 345-356.

Bond, G.R., Drake, R.E., & Becker, D.R. (2008). An update on randomized controlled trials of evidence-based supported employment. *Psychiatric Rehabilitation Journal, 31,* 280-290.

Bottlender, R., Strauss, A., & Mo"ller, H.J. (2010). Social disability in schizophrenia, schizoaffective disorder, and affective disorders: 15 years after first admission. *Schizophrenia Research, 116,* 9-15.

Braveman, B., Robson, M., Velozo, C., Kielhofner, G., Fisher, G., Forsyth, K., & Kerschbaum, J. (2005). *A user's guide to the Worker Role Interview (Version 10.0).* Chicago: Model of Human Occupation Clearinghouse, University of Illinois at Chicago.

Brayman, S.J., Kirby, T.F., Misenheimer, A.M., & Short, M.J. (1976). Comprehensive Occupational Therapy Evaluation Scale. *American Journal of Occupational Therapy, 30,* 94-100.

Briand, C., Vasiliadis, H.M., Lesage, A., Lalonde, P., Stip, E., Nicole, L., Reinharz, D., ... Villeneuve, K. (2006). Including integrated psychological treatment as part of standard medical therapy for patients with schizophrenia: Clinical outcomes. *Journal of Nervous and Mental Disease, 194,* 463-470.

Brown, C., Cromwell, R.L., Filion, D., Dunn, W., & Tollefson, N. (2002). Sensory processing in schizophrenia: Missing and avoiding information. *Schizophrenia Research, 55,* 187-195.

Brown, C., & Dunn, W. (2002). *Adolescent/Adult Sensory Profile.* San Antonio, TX: Psychological Corporation.

Brown, C., Goetz, J., Van Sciver A., Sullivan, D., & Hamera, E. (2006). A psychiatric rehabilitation approach to weight loss. *Psychiatric Rehabilitation Journal, 29,* 267-273.

Brown, C., Moyers, P., Sells, C., Learnard, L., Mahaffey, L.M., Pitts, D.B., et al. (2006). *Report of Ad Hoc Committee on Mental Health Practice in Occupational Therapy.* Retrieved from http://www.aota.org/News/Centennial/Background/AdHoc/2006/40406.aspx?FT=.pdf

Brown, C., Rempfer, M., & Hamera, E. (2002). Teaching grocery shopping skills to people with schizophrenia. *Occupational Therapy Journal of Research: Occupation, Participation and Health, 22*(Suppl. 1), 90S-91S.

Brown, C., Rempfer, M., & Hamera, E. (2009). *Test of Grocery Shopping Skills.* Bethesda, MD: AOTA Press.

Bryson, G., Bell, M.D., Lysaker, P., & Zito, W. (1997). The Work Behavior Inventory: A scale for the assessment of work behavior for people with severe mental illness. *Psychiatric Rehabilitation Journal, 20,* 47-55.

Buchain, P.C., Vizzotto, A.D., Henna Neto, J., & Elkis, H. (2003). Randomized controlled trial of occupational therapy in patients with treatment-resistant schizophrenia. *Revista Brasileira de Psiquiatria, 25,* 26-30.

Bussema, E.F., & Bussema, K.E. (2007). Gilead revisited: Faith and recovery. *Psychiatric Rehabilitation Journal, 30,* 301-305.

Bybee, D., Mowbray, C.T., Oyserman, D., & Lewandowski, L. (2003). Variability in community functioning of mothers with serious mental illness. *Journal of Behavioral Health Services and Research, 30,* 269-289.

Cabassa, L.J., Ezell, J.M., & Lewis-Fernandez, R. (2010). Lifestyle interventions for adults with serious mental illness: A systematic literature review. *Psychiatric Services, 61,* 774-782.

Chafetz, L., White, M., Collins-Bride, G., Cooper, B.A., & Nickens, J. (2008). Clinical trial of wellness training: Health promotion for severely mentally ill adults. *Journal of Nervous and Mental Disease, 196,* 475-483.

Champagne, T., & Stromberg, N. (2004). Sensory approaches in inpatient psychiatric settings: Innovative alternatives to seclusion and restraint. *Journal of Psychosocial Nursing and Mental Health Services, 42,* 34-35.

Chan, S.H., Lee, S.W., & Chan, I.W. (2007). TRIP: A psycho-educational programme in Hong Kong for people with schizophrenia. *Occupational Therapy International, 14,* 86-98.

Chern, J., Kielhofner, G., de las Heras, C., & Magalhaes, L. (1996). The Volitional Questionnaire: Psychometric development and practical use. *American Journal of Occupational Therapy, 50,* 516–525.

Choi, K.H., & Kwon, J.H. (2006). Social cognition enhancement training for schizophrenia: A preliminary randomized controlled trial. *Community Mental Health Journal, 42,* 177–187.

Collins, M.E., Bybee, D., & Mowbray, C.T. (1998). Effectiveness of supported education for individuals with psychiatric disabilities: Results from an experimental study. *Community Mental Health Journal, 34,* 595–613.

Colton, C.W., & Manderscheid, R.W. (2006). Congruencies in increased mortality rates, years of potential life lost, and causes of death among public mental health clients in eight states. *Preventing Chronic Disease, 3,* 1–14.

Cook, J.A. (2006). Employment barriers for persons with psychiatric disabilities: Update of a report for the President's Commission. *Psychiatric Services, 57,* 1391–1405.

Cook, J.A., Copeland, M.E., Corey, L. Buffington, E., Jonikas, J.A., & Curtis, L.C. (2010). Developing the evidence base for peerled services: Changes among participants following Wellness Recovery Action Planning (WRAP) Education in two statewide initiatives. *Psychiatric Rehabilitation Journal, 34,* 113–120.

Cook, J.A., Leff, H.S., Blyler, C.R., Gold, P.B., Goldberg, R.W., Mueser, K.T., … Burke-Miller, J. (2005). Results of a multisite randomized trial of supported employment interventions for individuals with severe mental illness. *Archives of General Psychiatry, 62,* 505–512.

Cook, J.A., Lehman, A.F., Drake, R., McFarlane, W.R., Gold, P.B., Leff, H.S., … Grey, D.D. (2005). Integration of psychiatric and vocational services: A multisite randomized, controlled trial of supported employment. *American Journal of Psychiatry, 162,* 1948–1956.

Cook, S., Chambers, E., & Coleman, J.H. (2009). Occupational therapy for people with psychotic conditions in community settings: A pilot randomized controlled trial. *Clinical Rehabilitation, 23,* 40–52.

Corrigan, P.W. (1991). Social skills training in adult psychiatric populations: A meta-analysis. *Journal of Behavior Therapy and Experimental Psychiatry, 22,* 203–210.

Couture, S.M., Penn, D.L., & Roberts, D.L. (2006). The functional significance of social cognition in schizophrenia: A review. *Schizophrenia Bulletin, 32*(Suppl. 1), S44–S63.

Crowther, R.E., Marshall, M., Bond, G.R., & Huxley, P. (2001). Helping people with severe mental illness to obtain work: Systematic review. *British Medical Journal, 322,* 204–208.

Dilk, M.N., & Bond, G.R. (1996). Meta-analytic evaluation of skills training research for individuals with severe mental illness. *Journal of Consulting and Clinical Psychology, 64,* 1337–1345.

Dixon, L.B., Dickerson, F., Bellack, A.S., Bennett, M., Dickerson, D., Goldberg, R.W., & Schizophrenia Patient Outcomes Research Team. (2010). The 2009 schizophrenia PORT psychosocial treatment recommendations and summary statements. *Schizophrenia Bulletin, 36,* 48–70.

Draine, J., Salzer, M.S., Culhane, D.P., & Hadley, T.R. (2002). Role of social disadvantage in crime, joblessness, and homelessness among persons with serious mental illness. *Psychiatric Services, 53,* 565–573.

Duncombe, L.W. (2004). Comparing learning of cooking in home and clinic for people with schizophrenia. *American Journal of Occupational Therapy, 58,* 272–278.

Dunlop, D.D., Manheim, L.M., Song, J., Lyons, J.S., & Chang, R.W. (2005). Incidence of disability among preretirement adults: The impact of depression. *American Journal of Public Health, 95,* 2003–2008.

Dunn, A.L., Trivedi, M.H., Kampert, J.B., Clark, C.G., & Chambliss, H.O. (2005). Exercise treatment for depression. *American Journal of Preventive Medicine, 28,* 1–8.

Dunn, A.L., Trivedi, M.H., & O'Neal, H.A. (2001). Physical activity dose-response effects on outcomes of depression and anxiety. *Medicine and Science in Sports and Exercise, 33*(6, Suppl.), S587–S597.

Dunn, W., McClain, L.H., Brown, C., & Youngstrom, M.J. (1998). The ecology of human performance. In M.E. Neistadt & E.B. Crepeau (Eds.), *Willard and Spackman's occupational therapy* (9th ed., pp. 525–535). Philadelphia: Lippincott Williams & Wilkins.

Edgelow, M., & Krupa, T. (2011). Randomized controlled pilot study of an occupational time-use intervention for people with serious mental illness. *American Journal of Occupational Therapy, 65,* 267–276.

Eklund, M. (2001). Psychiatric patients' occupational roles: Changes over time and associations with selfrated quality of life. *Scandinavian Journal of Occupational Therapy, 8,* 125–130.

Eklund, M., & Leufstadius, C. (2007). Occupational factors and aspects of health and well-being in individuals with persistent mental illness living in the community. *Canadian Journal of Occupational Therapy, 74,* 303–313.

Endicott, J., Spitzer, R.L., Fleiss, J.L., & Cohen, J. (1976). The Global Assessment Scale: A procedure for measuring overall severity of psychiatric disturbance. *Archives of General Psychiatry, 33,* 766–771.

Ennals, P., & Fossey, E. (2007). The Occupational Performance History Instrument in community mental health case management: Consumer and occupational therapy perspectives. *Australian Occupational Therapy Journal, 54,* 11–21.

Epstein, J., Barker, P., Vorburger, M., & Murtha, C. (2002). *Serious mental illness and its co-occurrence with substance use disorders.* A report of the Department of Health & Human Services (Section 1.2). Rockville, MD: Substance Abuse and Mental Health Services Administration.

Fisher, A.G. (2001). *Assessment of Motor and Process Skills, Vol. 2: User manual* (4th ed.). Fort Collins, CO: Three Star Press.

Folkman, S., & Lazarus, R.W. (1988). *Manual for the Ways of Coping Questionnaire*. Palo Alto, CA: Consulting Psychologists Press.

Forsyth, K., Deshpande, S., Kielhofner, G., Henriksoon, C., Haglund, L., Olson, L., & Supriya, K. (2005). *Occupational Circumstances Assessment Interview Rating Scale* (Version 4.0). Chicago: Model of Human Occupation Clearinghouse, University of Illinois at Chicago.

Forsyth, K., Salamy, M., Simon, S., & Kielhofner, G. (1998). *The Assessment of Communication and Interaction Skills* (Version 4.0). Chicago: Department of Occupational Therapy, University of Illinois at Chicago.

Frank, E., Kupfer, D.J., Thase, M.E., Mallinger, A.G., Swartz, H.A., Faglioni, A.M., ... Monk, T. (2005). Two-year outcomes for interpersonal and social rhythm therapy for individuals with bipolar I disorder. *Archives of General Psychiatry, 62,* 996-1004.

Frank, E., Soreca, I, Swartz, H.A., Fagiolini, A.M., Mallinger, A.G., Thase, M.E., ... Kupfer, D.J. (2008). The role of interpersonal and social rhythm therapy in improving occupational functioning in patients with bipolar I disorder. *American Journal of Psychiatry, 165,* 1559-1565.

Furukawa, T.A., Takeuchi, H., Hiroe, T., Mashiko, H., Kamei, K., Kitamura, T., & Takahashi, K. (2010). Symptomatic recovery and social functioning in major depression. *Acta Psychiatrica Scandinavica, 103,* 257-261.

Gioia, D. (2005). Career development in schizophrenia: A heuristic framework. *Community Mental Health Journal, 41,* 307-325.

Glynn, S.M., Marder, S.R., Liberman, R.P., Blair, K., Wirshing, W.C., Wirshing, D. A, & Mintz, J. (2002). Supplementing clinic-based skills training with manual-based community support sessions: Effects on social adjustment of patients with schizophrenia. *American Journal of Psychiatry, 159,* 829-837.

Gold, P.B., Meisler, N., Santos, A.B., Carnemolla, M.A., Williams, O.H., & Keleher, J. (2006). Randomized trial of supported employment integrated with assertive community treatment for rural adults with severe mental illness. *Schizophrenia Bulletin, 32,* 378-395.

Granholm, E., McQuaid, J.R., McClure, F.S., Auslander, L.A., Perivoliotis, D., Pedrelli, P., & Jeste, D.V. (2005). A randomized, controlled trial of cognitive behavioral social skills training for middle-aged and older outpatients with chronic schizophrenia. *American Journal of Psychiatry, 162,* 520-529.

Grawe, R.W., Falloon, I.R. H., Widen, J.H., & Skogvoll, E. (2006). Two years of continued early treatment for recent-onset schizophrenia: A randomised controlled study. *Acta Psychiatrica Scandinavica, 114,* 328-36.

Green, M.F. (2006). Cognitive impairment and functional outcome in schizophrenia and bipolar disorder. *Journal of Clinical Psychiatry, 62*(Suppl. 9), 3-8.

Gualtieri, C.T., Johnson, L.G., & Benedict, K.B. (2006). Neurocognition in depression: Patients on and off medication versus healthy comparison subjects. *Journal of Neuropsychiatry and Clinical Neuroscience, 18,* 217-225.

Gutman, S.A., Kerner, R., Zombek, I., Dulek, J., & Ramsey, C.A. (2009). Supported education for adults with psychiatric disabilities: Effectiveness of an occupational therapy program. *American Journal of Occupational Therapy, 63,* 245-254.

Gutman, S.A., Schindler, V.P., Furphy, K.A., Klein, K., Lisak, J.M., & Durham, D.P. (2007). The effectiveness of a supported education program for adults with psychiatric disabilities: The Bridge Program. *Occupational Therapy in Mental Health, 23,* 21-38.

Hadas-Lidor, N., Katz, N., Tyano, S., & Weizman, A. (2001). Effectiveness of dynamic cognitive intervention in rehabilitation of clients with schizophrenia. *Clinical Rehabilitation, 15,* 349-359.

Halford, W.K., Harrison, C., Kalyansundaram Moutrey, C., & Simpson, S. (1995). Preliminary results from a psychoeducation program to rehabilitate chronic patients. *Psychiatric Services, 46,* 1189-1191.

Harvey, P.D., Velligan, D.I., & Bellack, A.S. (2007). Performance based measures of functional skills: Usefulness in clinical treatment studies. *Schizophrenia Bulletin, 33,* 1138-1148.

Helfrich, C.A., Aviles, A.M., Badiani, C., Walens, D., & Sabol, P. (2006). Life skill interventions with homeless youth, domestic violence victims, and adults with mental illness. *Occupational Therapy in Health Care, 20,* 189-207.

Helfrich, C.A., Chan, D.V., & Sabol, P. (2011). Cognitive predictors of life skill intervention outcomes for adults with mental illness at risk for homelessness. *American Journal of Occupational Therapy, 65,* 277-286. doi:10.5014/ajot.2011.001321

Henry, J.D., Green, M.J., de Lucia, A., Restuccia, C., McDonald, S., & O'Donnell, M. (2007). Emotional dysregulation in schizophrenia: Reduced amplification of emotional expression is associated with emotional blunting. *Schizophrenia Research, 95,* 197-204.

Holland, J.L. (1997). *Making vocational choices: A theory of vocational personalities and work environments* (3rd ed.). Odessa, FL: Psychological Assessment Resources.

Holm, M.B., & Rogers, J.C. (1999). Performance Assessment of Self Care Skills. In B.J. Hemphill-Pearson (Ed.), *Assessment in occupational therapy mental health* (pp. 117-124). Thorofare, NJ: Slack.

Honey, A. (2003). The impact of mental illness on employment: Consumers' perspectives. *Work, 20,* 267-276.

Huckshorn, K.A. (2005). *Six core strategies to reduce the use of seclusion and restraint planning tool*. Alexandria, VA: National Association of State Mental Health Program Directors.

Hutchinson, D., Anthony, W., Massaro, J., & Rogers, E.S. (2007). Evaluation of a combined supported computer education and employment training program for persons with psychiatric disabilities. *Psychiatric Rehabilitation Journal, 30,* 189-197.

Hutchinson, D.S., Skrinar, G.S., & Cross, C. (1999). The role of improved physical fitness in rehabilitation and recovery. *Psychiatric Rehabilitation Journal, 22,* 355-359.

Iwama, M.K. (2005). The *kawa* (river) model: Nature, life, flow, and the power of culturally relevant occupational therapy. In F. Kronenberg, S. Algado, & N. Pollard (Eds.), *Occupational therapy without borders: Learning from the spirit of survivors* (pp. 213-237). Edinburgh, UK: Elsevier/Churchill Livingstone.

Jenkinson, N., Ownsworth, T., & Shum, D. (2007). Utility of the Canadian Occupational Performance Measure in community-based brain injury rehabilitation. *Brain Injury, 21,* 1283-1294.

Kates, N., Nikolaou, L., Ballie, B., & Hess, J. (1997). An in-home employment program for people with mental illness. *Psychiatric Rehabilitation Journal, 20,* 56-61.

Katz, N., Itzkovich, M., Averbuch, S., & Elazar, B. (1989). Loewenstein Occupational Therapy Cognitive Assessment (LOTCA) Battery for brain-injured Patients: Reliability and validity. *American Journal of Occupational Therapy, 43,* 184-192.

Kay, S.R., Fisbein, A., & Opler, C.A. (1987). Positive and negative syndrome scale (PANSS) for schizophrenia. *Schizophrenia Bulletin, 13,* 261-276

Keefe, R.S., Poe, M., Walker, T.M., Kang, J.W., & Harvey, P.D. (2006). The Schizophrenia Cognition Rating Scale SCoRS: Interview-based assessment and its relationship to cognition, real world functioning and functional capacity. *American Journal of Psychiatry, 163,* 426-432.

Kelley, M.P., Coursey, R.D., & Selby, P.M. (1997). Therapeutic adventures outdoors: A demonstration of benefits for people with mental illness. *Psychiatric Rehabilitation Journal, 20,* 61-73.

Kern, R.S., Green, M.F., Mintz, J., & Liberman, R. (2003). Does „errorless learning" compensate for neurocognitive impairments in work rehabilitation of persons with schizophrenia? *Psychological Medicine, 33,* 443-452.

Kern, R.S., Glynn, S.M., Horan, W.P., & Marder, S.R. (2009). Psychosocial treatments to promote functional recovery in schizophrenia. *Schizophrenia Bulletin, 35,* 347-361.

Kern, R.S., Liberman, R.P., Kopelowicz, A., Mintz, J., & Green, M.F. (2002). Application of errorless learning for improving work performance in persons with schizophrenia. *American Journal of Psychiatry, 159,* 1921-1926.

Kielhofner, G., & Brinson, M. (1989). Development and evaluation of an aftercare program for young chronic psychiatrically disabled adults. *Occupational Therapy in Mental Health, 9*(2), 1-25.

Kielhofner, G., Mallinson, T., Crawford, C., Nowak, M., Rigby, M., Henry, A., & Walens, D. (2004). *A user's manual for the Occupational Performance History Interview* (Version 2.1). Chicago: Model of Human Occupation Clearinghouse, University of Illinois at Chicago.

Kielhofner, G., & Neville, A. (1983). *The Modified Interest Checklist.* Chicago: Model of Human Occupation Clearinghouse, University of Illinois at Chicago.

Kopelowicz, A., Liberman, R.P., Wallace, C.J., Aguirre, F., & Mintz, J. (2006). Differential performance of job skills in schizophrenia: An experimental analysis. *Journal of Rehabilitation, 72,* 31-39.

Kopelowicz, A., Wallace, C.J., & Zarate, R. (1998). Teaching psychiatric inpatients to re-enter the community: A brief method of improving the continuity of care. *Psychiatric Services, 49,* 1313-1316.

Kopelowicz, A., Zarate, R., Gonzalez Smith, V., Mintz, J., & Liberman, R.P. (2003). Disease management in Latinos with schizophrenia: A family-assisted, skills training approach. *Schizophrenia Bulletin, 29,* 211-227.

Kurtz, M., Seltzer, J.C., Shagan, D.S., Thime, W.R., & Wexler, B.E. (2007). Computer-assisted cognitive remediation in schizophrenia: What is the active ingredient? *Schizophrenia Research, 89,* 251-260.

Latimer, E.A., Lecomte, T., Becker, D.R., Drake, R.E., Duclos, I., Piat, M., & Xie, H. (2006). Gerneralisability of the individual placement and support model of supported employment: Results of a Canadian randomised controlled trial. *British Journal of Psychiatry, 189,* 65-73.

Law, M., Baptiste, S., Carsell, A., McColl, M.A., Polatajko, H., & Pollock, N. (1998). *The Canadian Occupational Performance Measure* (3rd ed.). Toronto, Ontario: Canadian Occupational Therapy Association.

Law, M., & Baum, C. (1998). Evidence-based occupational therapy. *Canadian Journal of Occupational Therapy, 65,* 131-135.

Leclerc, C., Lesage, A.D., Ricard, N., Lecomte, T., & Cyr, M. (2000). Assessment of a new rehabilitative coping skills module for persons with schizophrenia. *American Journal of Orthopsychiatry, 70,* 380-388.

Lee, H.-L., Tan, H.-K., Ma, H.-I., Tsai, C.-Y., & Liu, Y.-K. (2006). Effectiveness of a work-related stress management program in patients with chronic schizophrenia. *American Occupational Therapy Journal, 60,* 435-441.

Leonardelli, C. (1988). *Milwaukee Evaluation of Daily Living Skills.* Thorofare, NJ: Slack.

Leucht, S., Burkard, T., Henderson, J., Maj, M., & Sartorius, N. (2007). Physical illness and schizophrenia: A review of the literature. *Acta Psychiatrica Scandinavica, 116,* 317-333.

Leufstadius, D., & Eklund, M. (2008). Time use among individuals with persistent mental illness: Identifying risk factors for imbalance in daily activities. *Scandinavian Journal of Occupational Therapy, 15,* 23-33.

Levin, S.J., Like, R.C., & Gottlieb, J.E. (2000). ETHNIC: A framework for culturally competent clinical practice. *Patient Care, 34,* 188-189.

Liberman, R.P., Wallace, C.J., Blackwell, G., Kopelowicz, A., Vaccaro, J.V., & Mintz, J. (1998). Skills training versus psychosocial occupational therapy for persons with persistent schizophrenia. *American Journal of Psychiatry, 155,* 1087-1091.

Lieberman, D., & Scheer, J. (2002). AOTA's evidencebased literature review project: An overview. *American Journal of Occupational Therapy, 56,* 344-349.

Lindenmayer, J.P., McGurk, S.R., Mueser, K.T., Khan, A., Wance, D., Hoffman, L., ... Haiyi, X. (2008). A randomized controlled trial of cognitive remediation among inpatients with persistent mental illness. *Psychiatric Services, 59,* 241-247.

Linkins, K.W., Lucca, A.M., Housman, M., & Smith, S.A. (2006). Use of PASRR programs to assess serious mental illness and service access in nursing homes. *Psychiatric Services, 57,* 325-332.

Lysaker, P., Bell, M., & Bioty, S. (1995). Cognitive deficits in schizophrenia: Prediction of symptom change for participators in work rehabilitation. *Journal of Nervous and Mental Disorders, 5,* 332-336.

Lysaker, P.H., & Buck, K.D. (2007). Neurocognitive deficits as a barrier to psychosocial function in schizophrenia: Effects on learning, coping and self concept. *Journal of Psychosocial Nursing and Mental Health Services, 45,* 24-31.

Malkoff-Schwartz, S., Frank, D., Anderson, B., Sherrill, J.T., Siegel, L., Patterson, D., & Kupfer, D.J. (1998). Stressful life events and social rhythm disruption in the onset of manic and depressive bipolar episodes: A preliminary investigation. *Archives of General Psychiatry, 55,* 702-707.

Marder, S.R., Wirshing, W.C., Mintz, J., McKenzie, J., Johnston, K., Eckman, T.A., ... Liberman, R.P. (1996). Two-year outcome of social skills training and group psychotherapy for outpatients with schizophrenia. *American Journal of Psychiatry, 153,* 1585-1592.

McGrath, J., & Hayes, R.L. (2000). Cognitive rehabilitation for people with schizophrenia and related conditions. *Cochrane Database of Systematic Reviews,* Issue 3, Article No. CD000968. doi:10.1002/14651858.CD000968.

McGurk, S.R., Mueser, K.T., Feldman, K., Wolfe, R., & Pascaris, A. (2007). Cognitive training for supported employment: 2-3 year outcomes of a randomized controlled trial. *American Journal of Psychiatry, 164,* 437-441.

McGurk, S.R., Twamley, E.W., Sitzer, D.I., McHugo, G.J., & Mueser, K.T. (2007). A metaanalysis of cognitive remediation in schizophrenia. *American Journal of Psychiatry, 164,* 1791-1802.

Megivern, D., Pellerito, S., & Mowbray, C. (2003). Barriers to higher education for adults with psychiatric disabilities. *Psychiatric Rehabilitation Journal, 26,* 217-231.

Midorikawa, A., Hashimotor, R., Noguchi, H., Saitoh, O., Kunugi, H., & Nakamura, K. (2008). Impairment of motor dexterity in schizophrenia assessed by a novel finger movement test. *Psychiatry Research, 159,* 281-289.

Mileu, P., Ho, B.C., Arnd, S., & Andreason, N.C. (2005). Predictive values of neurocognition and negative symptoms on functional outcome in schizophrenia: A longitu-

dinal first episode study with 7-year follow up. *American Journal of Psychiatry, 162,* 495-506.

Moore-Corner, R.A., Kielhofner, G., & Olson, L. (1998). *A user's manual for the Work Environment Impact Scale, Version 2.0.* Chicago: Model of Human Occupation Clearinghouse, University of Illinois.

Moos, R. (1994). *Work Environment Scale manual: Development, applications, research* (3rd ed.). Palo Alto, CA: Consulting Psychologists Press.

Moriana, J.A., Alarcon, E., & Herruzo, J. (2006). In-home psychosocial skills training for patients with schizophrenia. *Psychiatric Services, 57,* 260-262.

Mowbray, C.T., Collins, M.E., Bellamy, C.D., Megivern, D.A., Bybee, D., & Szilvagy, S. (2005). Supported education for adults with psychiatric disabilities: An innovation for social work and psychiatric rehabilitation practice. *Social Work, 50,* 7-20.

Moyers, P.A., & Dale, L.M. (2007). *The guide to occupational therapy practice* (2nd ed.). Bethesda, MD: AOTA Press.

Mueser, K.T., Aalto, S., Becker, D.R., Ogden, J.S., Wolfe, R.S., Schiavo, D., et al. (2005). The effectiveness of skills training for improving outcomes in supported employment. *Psychiatric Services, 56,* 1254-1260.

Mueser, K.T., Clark, R.E., Haines, M., Drake, R.E., McHugo, G.J., Bond, G.R., et al. (2004). The Hartford study of supported employment for persons with severe mental illness. *Journal of Consulting and Clinical Psychology, 72,* 479-490.

National Institute of Mental Health. (1987). *Toward a model for a comprehensive community-based mental health system.* Washington, DC: Author.

National Institute of Mental Health. (2010). *The numbers count: Mental disorder in America.* Retrieved January 24, 2012, from http://www.nimh.nih.gov/health/publications/the-numbers-count-mental-disorders-in-america/index.shtml

Neistadt, M.E. (1992). The Rabideau Kitchen Evaluation-Revised: An assessment of meal preparation skill. Occupational Therapy Journal of Research, 12, 242-255.

Newcomer, J.W., & Hennekens, C.H. (2007). Serious mental illness and risk of cardiovascular disease. *Journal of the American Medical Association, 298,* 1794-1796.

New Freedom Commission on Mental Health. (2003). *Achieving the promise: Transforming mental health care in America. Final report* (DHHS Publication No. SMA-03-3832). Rockville, MD: U.S. Department of Health and Human Services.

O'Carrol, R.E., Russell, H.H., Lawrie, S.M., & Johnstone, E.C. (1999). Errorless learning and the cognitive rehabilitation of memory impaired schizophrenic patients. *Psychological Medicine, 29,* 105-112.

O'Connell, M., Tondora, J., Evans, A.C., Croog, G., & Davidson, L. (2005). From rhetoric to routine: Assessing recovery-oriented practices in a state mental health and addiction system. *Psychiatric Rehabilitation Journal, 28,* 378-386.

Patterson, T.L., Bucardo, J., McKibbin, C.L., Mausbach, B.T., Moore, D., Barrio, C., ... Jeste, D.V. (2005). Development and pilot testing of a new psychosocial intervention for older Latinos with chronic psychosis. *Schizophrenia Bulletin, 31,* 922–930.

Patterson, T.L., Goldman, S., McKibbin, C.L., Hughs, T., & Jeste, D.V. (2001). UCSD Performance-Based Skills Assessment: Development of a new measure of everyday functioning for severely mentally ill adults. *Schizophrenia Bulletin, 27,* 235–245.

Patterson, T.L., Mausbach, B.T., McKibbin, C., Goldman, S., Bucardo, J., & Jeste, D.V. (2006). Functional Adaptation Skills Training (FAST): A randomized trial of a psychosocial intervention for middle-aged and older patients with chronic psychotic disorders. *Schizophrenia Research, 86,* 291–299.

Patterson, T.L., McKibbin, C., Taylor, M., Goldman, S., Davila-Fraga, W., Bucardo, J., & Jeste, D.V. (2003). Functional Adaptation Skills Training (FAST): A pilot psychosocial intervention study in middle-aged and older patients with chronic psychotic disorders. *American Journal of Geriatric Psychiatry, 11,* 17–23.

Peck, M.C., & Scheffler, R.M. (2002). An analysis of the definition of mental illness used in state parity laws. *Psychiatric Services, 53,* 1089–1095.

Penn, D.L., Sanna, C.J., & Roberts, D.L. (2008). Social cognition in schizophrenia: An overview. *Schizophrenia Bulletin, 34,* 408–411.

Phelan, R., Lee, L., Howe, D., & Walter, G. (2006). Parenting and mental illness: A pilot group programme for parents. *Australasian Psychiatry, 14,* 399–402.

Phipps, S., & Richardson, P. (2007). Outpatient occupational therapy outcomes for clients with brain injury and stroke using the Canadian Occupational Performance Measure. *American Journal of Occupational Therapy, 61,* 328–334.

Pilling, S., Bebbington, P., Kuipers, E., Garety, P., Geddes, J., Martindale, B., ... Morgan, C. (2002). Psychological treatments in schizophrenia: II. Meta-analyses of randomized controlled trials of social skills training and cognitive remediation. *Psychological Medicine, 32,* 783–791.

Provencher, H.L., Gregg, R., Mead, S., & Mueser, K.T. (2002). The role of work in the recovery of persons with psychiatric disabilities. *Psychiatric Rehabilitation Journal, 26,* 132–144.

Razzano, L., Cook, J.A., Burke-Miller, J.K., Mueser, K.T., Pickett-Schenk, S.A., Grey, D.D., ... Carey, M.A.(2005). Clinical factors associated with employment among people with severe mental illness: Findings from the Employment Intervention Demonstration Program. *Journal of Nervous and Mental Disease, 193,* 705–713.

Ridgway, P. (2005). Recovery Enhancing Environment Measure. In T. Campbell-Orde, J. Chamberlin, J. Carpenter, & H.S. Leff (Eds.), *Measuring the promise: A compendium of recovery measures* (Vol. 2, pp. 213–228). Cambridge, MA: Human Services Research Institute.

Robertson, I.H., Ward, T., Ridgeway, V., & Nimmo-Smith, I. (1994). *The Test of Everyday Attention.* Bury St. Edmunds, UK: Thames Valley Test Company.

Robertson, L., Connaughton, J., & Nicol, M. (1998). Life skills programmes for chronic mental illness: Playing the train game. *Psychiatric Services, 53,* 799–801.

Roder, V., Brenner, H.D., Müller, D., Lächler, M., Zorn, P., Reisch, T., ... Schwemmer, V. (2002). Development of specific social skills training programmes for schizophrenia patients: Results of a multicentre study. *Acta Psychiatrica Scandinavica, 105,* 363–371.

Rogers, E., Anthony, W., Lyass, A., & Penk, W. (2006). A randomized clinical trial of vocational rehabilitation for people with psychiatric disabilities. *Rehabilitation Counseling Bulletin, 3,* 184–187.

Rogers, E.S., Chamberlin, J., Ellison, M., & Crean, T. (1997). A consumer-constructed scale to measure empowerment. *Psychiatric Services, 48,* 1042–1047.

Sackett, D.L., Rosenberg, W.M., Gray, J.A., Haynes, R.B., & Richardson, W.S. (1996). Evidence-based medicine: What it is and what it isn't. *British Medical Journal, 312,* 71–72.

Sanchez-Moreno, J., Martinez-Aran, A., Tabares-Seisdetos, R., Torrent, C., Vieta, E., & Ayuso-Mateos, J.L. (2009). Functioning and disability in bipolar disorder: An extensive review. *Psychotherapy and Psychosomatics, 78,* 285–297.

Schindler, V.P. (1999). Group effectiveness in improving social interaction skills. *Psychiatric Rehabilitation Journal, 22,* 349–354.

Schindler, V.P. (2005). Role development: An evidence-based intervention for individuals diagnosed with schizophrenia in a forensic facility. *Psychiatric Rehabilitation Journal, 28,* 391–394.

Shallice, T., & Burgess, P.W. (1991). Deficits in strategy application following frontal lobe damage in man. *Brain, 114,* 727–741.

Snyder, C.R., Harris, C., Anderson, J.R., Holleran, S.A., Irving, L.M., Sigmon, S.T., ... Harney, P. (1991). The will and the ways: Development and validation of an individual-difference measure of hope. *Journal of Personality and Social Psychology, 60,* 570–585.

Starino, V.R., Mariscal, S., Holter, M.C., Davidson, L.J., Cook, K.S., & Sadaaki, F. (2010). Brief Report—Outcomes of an illness self-management group using wellness recovery action planning. *Psychiatric Rehabilitation Journal, 34,* 57–60.

Stein, C.H., Cislo, D.A., & Ward, M. (1994) Collaboaration in the college classroom: Evaluation of a social network and social skills program for undergraduates and people with serious mental illness. *Psychosocial Rehabilitation Journal, 18(1),* 13–33.

Substance Abuse and Mental Health Services Administration. (2004). *National consensus statement on mental health recovery*. Retrieved January 24, 2012, from http://mentalhealth.samhsa.gov/publications/allpubs/sma05-4129/

Substance Abuse Mental Health Services Administration Public Health Services Act 1912(c) Pub. L. 102-321 (1993).

Tandon, R., Nasrallah, H.A., & Keshavan, M.S. (2009). Schizophrenia, „just the facts": What we know in 2008. Part 1: Overview. *Schizophrenia Research, 100,* 4-19.

Terrace, H.S. (1963). Errorless transfer of a discrimination across two continua. *Journal of Experimental and Analytic Behavior, 6,* 223-232.

Thompson, L.K. (1992). *The Kohlman Evaluation of Living Skills* (3rd ed.). Bethesda, MD: American Occupational Therapy Association.

Toglia, J.P. (2005). A dynamic interactional approach to cognitive rehabilitation. In N. Katz (Ed.), *Cognition and occupation across the life span: Models for intervention in occupational therapy* (pp. 29-72). Bethesda, MD: AOTA Press.

Torres, A., Mendez, L.P., Merino, H., & Moran, E.A. (2002). Improving social functioning in schizophrenia by playing the train game. *Psychiatric Services, 53,* 799-801.

Trombly, C.A. (1995). Occupation: Purposefulness and meaningfulness as therapeutic mechanisms. *American Journal of Occupational Therapy, 49,* 960-972.

Trombly, C.A., Radomski, M.V., & Davis, E.S. (1998). Achievement of self-identified goals by adults with traumatic brain injury: Phase 1. *American Journal of Occupational Therapy, 52,* 810-818.

Tsang, H.W., Chan, A., Wong, A., & Liberman, R.P. (2009). Vocational outcomes of an integrated supported employment program for individuals with persistent and severe mental illness. *Journal of Behavior Therapy and Experimental Psychiatry, 40,* 292-305.

Tsang, H.W., & Pearson, V. (2001). Work-related social skills training for people with schizophrenia in Hong Kong. *Schizophrenia Bulletin, 27,* 139-148.

Tungpunkom, P., & Nicol, M. (2008). Life skills programmes for chronic mental illnesses. *Cochrane Database of Systematic Reviews,* Issue 1, Article No. CD000381. doi:10.1002/14651858.CD000381.pub2

Twamley, E.W., Jeste, D.V., & Lehman, A.F. (2003). Vocational rehabilitation in schizophrenia and other psychotic disorders: A literature review and metaanalysis of randomized controlled trials. *Journal of Nervous and Mental Disease, 191,* 515-523.

Twamley, E., Padin, D.S., Bayne, K.S., Narvaez, J.M., Williams, R.E., & Jeste, D.V. (2005). Work rehabilitation for middle-aged and older people with schizophrenia: A comparison of three approaches. *Journal of Nervous and Mental Disease, 9,* 596-601.

Unger, K.V., Anthony, W.A., Sciarappa, K., & Rogers, E.S. (1991). A supported education program for young adults with long-term mental illness. *Hospital and Community Psychiatry, 42,* 838-842.

Valencia, M., Rascon, M.L., Juarez, F., & Murow, E. (2007). A psychosocial skills training approach in Mexican outpatients with schizophrenia. *Psychological Medicine, 37,* 1393-1402.

Velligan, D.I., Bow-Thomas, C.C., Huntzinger, C., Ritch, J., Ledbetter, N., Prihoda, T.J., & Miller, A.L. (2000). Randomized controlled trial of the use of compensatory strategies to enhance adaptive functioning in outpatients with schizophrenia. *American Journal of Psychiatry, 157,* 1317-1323.

Velligan, D.I., Mueller, J., Wang, M., Dicocco, M., Diamond, P.M., Maples, N.J., & Davis, B. (2006). Use of environmental supports among patients with schizophrenia. *Psychiatric Services, 57,* 219-224.

Vreeland, B. (2007). Bridging the gap between physical and mental health: A multidisciplinary approach. *Journal of Clinical Psychiatry, 68*(Suppl.), 26-33.

Walker, E., Kestler, L., Bollini, A., & Hochman, K.M. (2004). Schizophrenia: Etiology and course. *Annual Review of Psychology, 55,* 401-430.

Weinhardt, L.S., Carey, M.P., Carey, K.B., & Verdecias, R.N. (1998). Increasing assertiveness skills to reduce HIV risk among women living with a severe and persistent mental illness. *Journal of Consulting and Clinical Psychology, 66,* 680-684.

World Health Organization. (2001). *International classification of functioning, disability and health.* Geneva, Switzerland: Author.

Wong-McDonald, A. (2007). Spirituality and psychosocial rehabilitation: Empowering persons with serious psychiatric disability at an inner-city community program. *Psychiatric Rehabilitation Journal, 30,* 295-300.

Wu, C. (2001). Facilitating intrinsic motivation in individuals with psychiatric illness: A study on the effectiveness of an occupational therapy intervention. *Occupational Therapy Journal of Research, 21,* 142-167.

Wykes, T., Reeder, C., Corner, J., Williams, C., & Everitt, B. (1999). The effects of neurocognitive remediation on executive processing in patient with schizophrenia. *Schizophrenia Bulletin, 25,* 291-308.

Wykes, T., Reeder, C., Williams, C., Corner, J., Rice, C., & Everitt, B. (2003). Are the effects of cognitive remediation therapy (CRT) durable? Results from an exploratory trial in schizophrenia. *Schizophrenia Research, 61,* 163-174.

Xia, J., & Li, C. (2007). Problem solving skills for schizophrenia. *Cochrane Database of Systematic Reviews,* Issue 2, Article No. CD006365. doi:10.1002/14651858.CD006365.pub2

Sachwortverzeichnis

Glossar[17]

Adaptation (adaptation): Ergotherapeuten ermöglichen Teilhabe, indem sie Aufgaben, Methoden zur Aufgabenbewältigung und die Umwelt verändern, um das Beteiligen an Betätigung zu fördern (James, 2008).

Aktivitäten (activities): Aktionen, entworfen und ausgewählt zur Unterstützung der Entwicklung von Performanzfertigkeiten und Performanzmustern, um das Beteiligen an Betätigung zu fördern.

Aktivitäten des täglichen Lebens (ADLs) (activities of daily living): Aktivitäten, die darauf gerichtet sind, den eigenen Körper zu versorgen (nach Rogers & Holm, 1994). ADLs werden auch als *Basis-Aktivitäten des täglichen Lebens (BADLs)* und *persönliche Aktivitäten des täglichen Lebens (PADLs)* bezeichnet. Diese Aktivitäten sind „grundlegend für das Leben in einer sozialen Welt; sie ermöglichen elementares Überleben und Wohlbefinden" (Christiansen & Hammecker, 2001, S. 156).

Aktivitätsanalyse (activity analysis). Analyse der „typischen Anforderungen einer Aktivität, der für die Performanz benötigten Fertigkeiten und der verschiedenen kulturellen Bedeutungen, die ihnen beigemessen werden" (Crepeau, 2003, S. 192).

Aktivitätsanforderungen (activity demands). Aspekte einer Aktivität oder Betätigung, die für die Ausführung benötigt werden, einschließlich Relevanz und Wichtigkeit für den Klienten, der verwendeten Gegenstände und deren Eigenschaften, der räumlichen Anforderungen, sozialen Anforderungen, von Sequenzieren und Timing, benötigter Aktionen und Performanzfertigkeiten und benötigter zugrundeliegender Körperfunktionen und -strukturen.

Arbeit (work): „Körperliche Arbeit oder Anstrengung; Gegenstände machen, konstruieren, herstellen, bilden, gestalten, formen; Dienstleistungen oder Lebens- oder Leitungsprozesse planen, strukturieren oder evaluieren; engagierte Betätigungen, die mit oder ohne Vergütung ausgeführt werden" (Christiansen & Townsend, 2010, S. 423).

Assessments (assessments): „Spezielle Werkzeuge oder Instrumente, die im Evaluationsprozess eingesetzt werden" (American Occupational Therapy Association [AOTA], 2010, S. 107).

Aufgabe (task): Was Menschen tun oder getan haben (z. B. Autofahren, einen Kuchen backen, sich anziehen, das Bett machen; A. Fisher[18]).

Betätigung (occupation): Alltägliche Aktivitäten, an denen sich Menschen beteiligen. Betätigung geschieht im Kontext und wird vom Zusammenspiel zwischen den Klientenfaktoren, Performanzfertigkeiten und Betätigungsmustern beeinflusst. Betätigungen geschehen im Lauf der Zeit; sie haben einen Zweck, Bedeutung und empfundenen Nutzen für den Klienten, und sie können von anderen beobachtet werden (z. B. Mahlzeitzubereitung) oder nur der Person selbst bekannt sein (z. B. Lernen durch Lesen eines Lehrbuchs). Betätigungen können die abschließende Ausführung mehrerer Aktivitäten beinhalten und zu verschiedenen Ergebnissen führen. Das *Framework* nennt eine Anzahl von Betätigungen, eingeteilt in Aktivitäten des täglichen Lebens, instrumentelle Aktivitäten des täglichen Lebens, Ruhe, Schlaf, Bildung, Arbeit, Spiel, Freizeit und soziale Teilhabe.

---

17 Dieses Glossar ist erstellt und erarbeitet von Barbara Dehnhardt, auf der Grundlage ihrer Übersetzung des OTPF (2014).

18 Persönliche Mitteilung an die Übersetzerin Barbara Dehnhardt am 16.12.2013.

Betätigungsanalyse (occupational analysis): *Siehe Aktivitätsanalyse.*

Betätigungsanforderungen (occupational demands): *Siehe Aktivitätsanforderungen.*

Betätigungsidentität (occupational identity): „Zusammenfassung des Gefühls davon, wer man von der eigenen Betätigungsvorgeschichte her als sich betätigendes Wesen ist und wer man werden möchte" (Boyt Schell et al., 2014a, S. 1238).

Betätigungsgerechtigkeit (occupational justice): „Eine Gerechtigkeit, die Betätigungsrecht für alle Personen in der Gesellschaft anerkennt, unabhängig von Alter, Fähigkeit, Geschlecht, sozialer Klasse oder sonstigen Unterschieden" (Nilsson & Townsend, 2010, S. 58). Zugang zu und Teilhabe an der vollen Bandbreite von bedeutungsvollen und bereichernden Betätigungen für andere, einschließlich Gelegenheit zu sozialer Inklusion und von Ressourcen zur Befriedigung von persönlichen, Gesundheits- und gesellschaftlichen Bedürfnissen (nach Townsend & Wilcock, 2004).

Betätigungsperformanz (occupational performance): Der Akt des Tuns und Ausführens einer ausgewählten Aktion (Performanzfertigkeit), Aktivität oder Betätigung (Fisher, 2009; Fisher & Griswold, 2014, Kielhofner, 2008), der aus der dynamischen Transaktion zwischen Klient, Kontext und Aktivität resultiert. Betätigungsfertigkeiten und -muster zu verbessern oder dazu zu befähigen, führt dazu, sich an Betätigungen oder Aktivitäten zu beteiligen (nach Law et al., 1996, S. 16).

Betätigungsprofil (occupational profile): Zusammenfassung der Betätigungsvorgeschichte, der Erfahrungen, Alltagsmuster, Interessen, Werte und Bedürfnisse eines Klienten.

Beteiligung an Betätigung (engagement in occuption): Ausführung von Betätigungen als Ergebnis von Auswahl, Motivation, und Bedeutung innerhalb von unterstützendem Kontext und unterstützender Umwelt.

Bildung (education)
- *Als Betätigung*: Aktivitäten für Lernen und Teilhaben in der Bildungsumwelt (siehe Tabelle 1).
- *Als Intervention*: Aktivitäten, die Kenntnisse und Informationen zu Betätigung, Gesundheit, Wohl-

befinden und Teilhabe umfassen und deren Aneignung durch den Klienten in hilfreichem Verhalten, Gewohnheiten und Alltagsroutinen resultieren, die zur Zeit der Intervention möglicherweise gebraucht werden.

Dienstleistungsmodell (service delivery model): Set von Methoden zum Bereitstellen von Dienstleistungen für oder im Namen von Klienten.

Ergotherapie (occupational therapy): Der therapeutische Einsatz von alltäglichen Aktivitäten (Betätigungen) mit Einzelpersonen oder Gruppen zum Zwecke der Förderung oder Ermöglichung von Teilhabe an Rollen, Gewohnheiten und Routinen zuhause, in der Schule, am Arbeitsplatz, in der Gemeinde oder in anderem Setting. Ergotherapeuten wenden ihre Kenntnisse über die wechselseitigen Beziehungen zwischen der Person, ihrer Beteiligung an wertvollen Betätigungen und dem Kontext an, um betätigungsbasierte Interventionspläne zu erstellen. Diese bahnen Veränderungen oder Entwicklung der Klientenfaktoren (Körperfunktionen, Körperstrukturen, Werte, Überzeugungen und Spiritualität) und Fertigkeiten (motorische, prozessbezogene und soziale Interaktion) an, die für erfolgreiche Teilhabe erforderlich sind. Ergotherapeuten geht es um Partizipation als Endergebnis, sie ermöglichen deshalb Beteiligung durch Adaptation und Modifikation der Umwelt oder von Gegenständen bzw. Objekten innerhalb der Umwelt wenn notwendig. Ergotherapeutische Dienstleistungen werden zu Gesundheitsaufbau und –erhalt (habilitation), Rehabilitation und Förderung von Gesundheit und Wohlbefinden für Klienten mit behinderungsbedingten und nicht-behinderungsbedingtem Bedarf angeboten. Zu diesen Dienstleistungen gehören die Aneignung und der Erhalt der Betätigungsidentität für Menschen, die Krankheit, Verletzung, Störung, Schädigung, Behinderung, Aktivitätseinschränkung oder Eingrenzung der Teilhabe erfahren haben oder die davon bedroht sind (nach AOTA, 2011).

Evaluation (Evaluation): „Prozess des Sammelns und Interpretierens von Daten, die für die Intervention notwendig sind. Dazu gehört das Planen und Dokumentieren des Evaluationsprozesses und der Outcomes" (AOTA, 2011, S. 107).

Freizeit (leisure): „Nicht verpflichtende Aktivität, die intrinsisch motiviert ist und an der man sich in frei verfügbarer Zeit beteiligt, also in der Zeit, die keinen obligatorischen Betätigungen wie Arbeit, Selbstversorgung oder Schlaf dient" (Parham & Fazio, 1997, S. 250).

Fürsprache (advocacy): Bemühungen, Betätigungsgerechtigkeit und Empowerment von Klienten zu fördern, Ressourcen zu suchen und zu finden, damit Klienten ganz an ihren täglichen Betätigungen teilhaben. Anstrengungen des Ergotherapeuten werden als Fürsprache bezeichnet, und diejenigen des Klienten als Vertreten der eigenen Interessen; diese können auch durch den Ergotherapeuten gefördert und unterstützt werden.

Gegenstandsbereich (Domain): Geltungs- und Gegenstandsbereich des Berufes, in dem seine Mitglieder ein gesammeltes Wissen und Erfahrung haben.

Gemeinsame Vorgehensweise (collaborative approach): Ausrichtung, in der die Ergotherapeutin und der Klient im Geiste von Gleichheit und beiderseitiger Teilhabe arbeiten. Gemeinsames Vorgehen beinhaltet, die Klienten zu ermutigen, ihre therapeutischen Anliegen zu beschreiben, ihre eigenen Ziele zu benennen und zu Entscheidungen zu ihrer therapeutischen Intervention beizutragen (Boyt Schell et al., 2014a).

Gesundheit (health): „Zustand kompletten körperlichen, mentalen und sozialen Wohlbefindens und nicht nur die Abwesenheit von Krankheit oder Gebrechen" (WHO, 2006, S. 1).

Gesundheitsaufbau und -erhalt (habilitation): Gesundheitsdienstleistungen, die Menschen helfen, Fertigkeiten, Funktionen oder Performanz zur Partizipation an Betätigungen und alltäglichen Aktivitäten (ganz oder teilweise) aufrecht zu erhalten, zu erwerben, zu verbessern, deren Abbau möglichst klein zu halten oder eine Schädigung zu kompensieren (AOTA policy staff[19]).

Gesundheitsförderung (health promotion)

„Prozess, Menschen zu befähigen, ihre Gesundheit stärker selbst zu steuern und zu verbessern. Um einen Zustand kompletten körperlichen, mentalen und sozialen Wohlbefindens zu erreichen, muss eine Einzelperson oder eine Gruppe fähig sein, das eigene Streben zu erkennen und zu erfassen, Bedürfnisse zu befriedigen und die Umwelt zu verändern oder mit ihr zurecht zu kommen" (WHO, 1986).

Gewohnheiten (habits): „Erworbene Tendenz, in vertrauter Umwelt oder Situation zu reagieren und auf gleichbleibende Weise zu handeln; spezifisches automatisches Verhalten, das wiederholt, relativ automatisch und mit wenig Variation gezeigt wird" (Boyt Schell et al., 2014a, S. 1234). Gewohnheiten können nützlich, dominierend oder verkümmert sein und Performanz in Betätigungsbereichen entweder unterstützen oder behindern (Dunn, 2000).

Gruppe (group): Ansammlung von Einzelpersonen (z. B. Familienmitglieder, Arbeiter, Studenten, Bürger einer Gemeinde).

Gruppenintervention (group intervention): Praktische Kenntnisse und Einsatz von Führungstechniken in unterschiedlichem Setting, um Lernen und Erwerb von Fertigkeiten zur Partizipation durch Klienten über das gesamte Leben anzubahnen, einschließlich grundlegender sozialer Interaktionsfertigkeiten, Instrumenten zur Selbstregulierung, Zielsetzung und positivem Auswählen durch die Dynamik der Gruppe und durch soziale Interaktion. Gruppen können als Methode der Dienstleistung verwendet werden.

Hoffnung (hope): „Empfundene Fähigkeit, Wege zu finden, um erwünschte Ziele zu erreichen und sich selbst zu motivieren, diese Wege zu gehen" (Rand & Cheavens, 2009, S. 323).

Instrumentelle Aktivitäten des täglichen Lebens (IADLs) (instrumental ADLs): Aktivitäten, die das tägliche Leben zuhause und in der Öffentlichkeit unterstützen und die oft komplexere Interaktionen erfordern als ADLs.

Interessen (interests): „Was man gerne und zufriedenstellend macht" (Kielhofner, 2008, S. 42).

Intervention (intervention)
„Gemeinsamer Prozess und praktische Aktionen von Ergotherapeuten und Klienten, um das Beteiligen an Betätigung in Bezug auf die Gesundheit und Partizipation anzubahnen. Eingeschlossen darin sind der Plan, dessen Umsetzung und Überprüfung" (AOTA, 2010, S. 107).

Interventionsansätze (intervention approaches): Spezifische Strategien zur Lenkung des Interven-

---

19 persönliche Mitteilung an die Übersetzerin Barbara Dehnhardt, 17. 12. 2013

tionsprozesses auf der Basis der vom Klienten erwünschten Outcomes, Evaluationsdaten und Evidenz.

Klient (client): Person oder Personen (einschließlich derjenigen, die den Klienten versorgen), Gruppe (Ansammlung von Einzelpersonen, z. B. Familien, Arbeitnehmer, Studenten oder Gemeindemitglieder) oder Populationen (Ansammlung von Gruppen oder Einzelpersonen, die in einer ähnlichen Gegend wohnen, z. B. Stadt, Land oder Staat, oder die die gleichen oder ähnliche Anliegen haben).

Klientenzentrierte Versorgung/Praxis (client-centered care/practice): Dienstleistungsansatz, der Respekt für die Klienten und Partnerschaft mit ihnen als aktive Teilnehmer am Therapieprozess umfasst. Dieser Ansatz betont das Wissen und die Erfahrung, Stärken, Auswahlvermögen und allgemeine Autonomie der Klienten (Boyt Schell et al., 2014a, S. 1230).

Klientenfaktoren (client factors): Spezielle Fähigkeiten, Merkmale oder Überzeugungen, die der Person innewohnen und Betätigungsperformanz beeinflussen. Zu Klientenfaktoren gehören Werte, Überzeugungen und Spiritualität, Körperfunktionen und Körperstrukturen.

Klinisches Reasoning (Clinical Reasoning): „Prozess, den Ergotherapeuten zum Planen, Ausrichten, Durchführen und Reflektieren über die Klientenversorgung nutzen" (Boyt Schell et al., 2014a, S. 1231). Der Begriff *professionelles Reasoning* wird gelegentlich genutzt und wird als allgemeinerer Begriff angesehen.

Körperfunktionen (body functions): „Physiologische Funktionen von Körpersystemen (einschließlich psychischer Funktionen)" (World Health Organization [WHO], 2010, S. 107).

Körperstrukturen (body structures): „Anatomische Teile des Körpers wie Organe, Gliedmaßen und ihre Komponenten", die Körperfunktionen unterstützen (WHO, 2001, S. 10).

Ko-Betätigung (co-occupation): Betätigung, die zwei oder mehr Personen umfasst (Boyt Schell et al., 2014a, S. 1232).

Kontext (Kontext): Eine Reihe von miteinander verbundenen Gegebenheiten innerhalb des und um den Klienten herum, die Performanz beeinflussen, auch den kulturellen, personenbezogenen, zeitlichen und virtuellen Kontext.

Kultureller Kontext (cultural context): Von der Gesellschaft, deren Teil der Klient ist, akzeptierte Sitten, Überzeugungen, Aktivitätsmuster, Verhaltensstandards und Erwartungen. Der kulturelle Kontext beeinflusst Identität und Aktivitätsauswahl des Klienten.

Lebensqualität (quality of life): Dynamische Bewertung der Lebenszufriedenheit (Wahrnehmung von Fortschritt in Richtung der herausgefundenen Ziele), des Selbstkonzepts (Überzeugungen und Empfinden über sich selbst), von Gesundheit und Funktionsfähigkeit (z. B. Gesundheitsstatus, Selbstversorgungsfähigkeiten) und von sozioökonomischen Faktoren (z. B. Beruf, Bildung, Einkommen; nach Radomski, 1995).

Motorische Fertigkeiten (motor skills): „Fertigkeiten der Betätigungsperformanz, beobachtet wenn die Person sich selbst und Gegenstände der Aufgabe innerhalb der Aufgabenumwelt bewegt oder mit ihnen interagiert" (z. B. motorische ADL-Fertigkeiten, motorische Schulfertigkeiten; Boyt Schell et al., 2014a, S. 1237).

Organisation (organization): Eine Gesamtheit von Einzelpersonen mit einem gemeinsamen Zweck oder Vorhaben wie eine Gesellschaft, Industrie oder Agentur.

Outcome/Ergebnis (outcome): Endergebnis des ergotherapeutischen Prozesses; was Klienten durch ergotherapeutische Intervention erreichen können.

Partizipation (participation): „Eingebunden-sein in eine Lebenssituation" (WHO, 2001, S. 10).

Performanzanalyse (analysis of occupational performance): Der Schritt der Evaluation, in dem die positiven Aspekte des Klienten und seine Probleme bzw. seine potentiellen Probleme genauer untersucht werden, und zwar mit Hilfe von Assessment-Instrumenten, die beobachten, messen und nach den Faktoren fragen, die Betätigungsperformanz unterstützen oder behindern und mit denen anvisierte Outcomes herausgefunden werden.

Performanzfertigkeiten (performanceskills): Zielgerichtete Aktionen, die als kleine Einheiten der Ausführung von Beteiligung an alltäglichen Betätigungen beobachtbar sind. Sie werden im Laufe der Zeit erlernt und entwickelt und gehören in bestimmte Kontexte oder Umwelten (Fisher & Griswold, 2014).

Performanzmuster (performance patterns): Gewohnheiten, Routineabläufe, Rollen und Rituale bei Betätigungen oder Aktivitäten; diese Muster können Betätigungsperformanz unterstützen oder behindern.

Person (person): Ein Mensch, auch Familienmitglied, Versorger, Lehrer, Angestellter oder wichtige Bezugsperson.

Personenbezogener Kontext (personal context): „Merkmale eines Menschen, die nicht Teil seines Gesundheitszustandes oder -status sind" (WHO, 2001, S. 17). Zum personenbezogenen Kontext gehören Alter, Geschlecht, sozioökonomischer und Bildungsstatus, er kann auch Gruppenmitgliedschaft (z. B. Ehrenamtlicher, Angestellter) oder einer Populationsmitgliedschaft einschließen (z. B. Gesellschaftsmitglied).

Physische Umwelt (physical environment): Natürliche oder hergestellte Umgebung und die Gegenstände darin. Zur natürlichen Umwelt gehören sowohl geografisches Land, Pflanzen und Tiere als auch sensorische Qualitäten der natürlichen Umgebung. Zur hergestellten Umwelt gehören Gebäude, Möbel, Werkzeuge und Geräte.

Population (population): Ansammlung von Gruppen von Einzelpersonen, die an einem ähnlichen Schauplatz leben (z. B. Stadt, Staat, Land) oder die die gleichen oder ähnliche Merkmale oder Anliegen haben.

Prävention (prevention). Bemühungen zur Schulung über oder Förderung von Gesundheit, die das Entstehen oder Auftreten von ungesunden Bedingungen, Risikofaktoren, Krankheiten oder Verletzungen erkennen, reduzieren oder verhüten sollen (AOTA, 2013b).

Prozess (process): Art und Weise, wie Ergotherapeuten ihr Fachwissen für Klienten als Dienstleistung operationalisieren. Zum ergotherapeutischen Prozess gehören Evaluation, Intervention und anvisierten Outcomes; er geschieht auf dem Gebiet des ergotherapeutischen Gegenstandsbereiches und stützt sich auf die Zusammenarbeit zwischen Ergotherapeutin, Ergotherapie-Assistenten und Klient.

Prozessbezogene Fertigkeiten (process skills): „Fertigkeiten der Betätigungsperformanz (z. B. prozessbezogene ADL-Fertigkeiten, Schul-Prozessfertigkeiten), beobachtet, wenn eine Person 1. Werkzeuge der Aufgabe auswählt, mit ihnen interagiert und sie verwendet; 2. einzelne Aktionen und Schritte ausführt; und 3. die Ausführung modifiziert, wenn sich Probleme ergeben" (Boyt Schell et al., 2014a, S. 1239).

Re-Evaluation (re-evaluation): Erneute Bewertung der Performanz und der Ziele eines Klienten, um die Art und das Ausmaß von stattgefundenen Veränderungen festzustellen.

Rehabilitation (rehabilitation): Rehabilitation wird für Klienten bereitgestellt, die Defizite in Schlüsselbereichen von physischen und anderen Funktionen oder Einschränkungen bei Partizipation an alltäglichen Aktivitäten haben. Interventionen werden erstellt, um zum Erreichen und zum Erhalt einer optimalen physischen, sensorischen, intellektuellen, psychischen und sozialen Funktionsebene zu befähigen. Rehabilitation bietet Instrumente und Techniken, die nötig sind, um die erwünschte Ebene von Selbstständigkeit und Selbstbestimmung zu erreichen.

Rituale (rituals): Gruppen von symbolischen Aktionen mit spiritueller, kultureller und sozialer Bedeutung, die zur Identität des Klienten beitragen und seine Werte und Überzeugungen stärken. Rituale haben eine starke affektive Komponente (Fiese, 2007; Fiese et al., 2002, Segal, 2004; siehe Tabelle 4).

Rollen (roles): Sets von Verhalten, die von der Gesellschaft erwartet und von Kultur und Kontext geformt werden; sie können durch den Klienten erweitert und definiert werden.

Routinen (routines). Verhaltensmuster, die beobachtbar und regelmäßig sind, sich wiederholen und den Alltag strukturieren. Sie können befriedigen, fördern oder schädigen. Alltagsabläufe erfordern [nur] kurzen Zeiteinsatz und sind in kulturellen und ökologischen Kontext eingebettet (Fiese, 2007; Segal, 2004).

Soziale Interaktionsfertigkeiten (social interaction skills): „Fertigkeiten der Betätigungsperformanz, beobachtet während des fortlaufenden Stroms von sozialem Austausch" (Boyt Schell et al., 2014a S. 1241).

Soziale Umwelt (social environment). Anwesenheit von, Beziehungen zu und Erwartungen von Personen, Gruppen oder Populationen, mit denen Klienten im Kontakt stehen (z. B. Verfügbarkeit und Erwartungen von wichtigen Menschen wie Ehepartner, Freunde und Betreuer).

Soziale Partizipation/ Teilhabe (social participation) : „Das Verflechten von Betätigungen, um erwünschte Beteiligung an Gemeinde- und Familienaktivitäten sowie an solchen mit Freunden und Bekannten zu unterstützen" (Gillen & Boyt Schell, 2014, 607); eine Untergruppe von Aktivitäten, die soziale Situationen mit anderen beinhalten (Bedell, 2012) und die soziale Wechselbeziehung unterstützen (Magasi & Hammel, 2004). Soziale Teilhabe kann persönlich oder durch Techniken auf die Entfernung wie Telefonanruf, Computerinteraktion oder Videokonferenz stattfinden.

Spiel (play): „Jegliche spontane oder organisierte Aktivität, die Spaß, Unterhaltung, Vergnügen oder Ablenkung bietet" (Parham & Fazio, 1997, S. 525).

Spiritualität (spirituality): „Der Aspekt von Humanität, der sich darauf bezieht, wie Menschen Bedeutung und Zweck suchen und ausdrücken und auf die Art und Weise, wie sie ihre Verbundenheit mit der Gegenwart, mit sich selbst, mit der Natur und mit dem Wesentlichen oder Heiligen erfahren" (Puchalski et al. 2009, S. 887).

Transaktion (transaction): Prozess zwischen zwei oder mehr Personen oder Elementen, die sich fortlaufend und wechselseitig durch die fortdauernde Beziehung beeinflussen (Dickie, Cutchin & Humphry, 2006).

Umwelt (environment): Externe physische und soziale Gegebenheiten um den Klienten herum, in denen sich der Alltag des Klienten abspielt.

Unabhängigkeit/Selbstständigkeit (independence). „Selbstgesteuerter Zustand, gekennzeichnet durch die Fähigkeit eines Menschen, an notwendigen und bevorzugten Betätigungen auf befriedigende Weise teilzuhaben, unabhängig von der Menge oder Art externer erwünschter oder notwendiger Hilfe" (AOTA, 2002a, S. 660).

Vorbereitende Methoden und Aufgaben (preparatory methods and tasks). Methoden und Aufgaben, die den Klienten auf Betätigung vorbereiten, eingesetzt entweder als Teil der Behandlung zur Vorbereitung oder gleichzeitig mit Betätigungen und Aktivitäten oder als häusliche Aktivität zur Unterstützung der täglichen Betätigungsperformanz. Oft sind vorbereitende Methoden Interventionen, die an Klienten vorgenommen werden, ohne dass diese aktiv beteiligt sind; dabei werden Modalitäten, Geräte oder Techniken eingesetzt.

Vertreten eigener Interessen (self-advocacy): Die eigenen Interessen vertreten, einschließlich Entscheidungen über das eigene Leben treffen; lernen, Informationen zu besorgen, um Dinge von persönlichem Interesse oder Wichtigkeit zu verstehen; ein unterstützendes Netzwerk aufbauen; eigene Rechte und Pflichten kennen, anderen bei Bedarf Hilfe anbieten und etwas lernen über Selbstbestimmung.

Virtueller Kontext (virtual context). Umwelt, in der die Kommunikation durch Wellen oder Computer stattfindet, in Abwesenheit von physischem Kontakt. Der virtuelle Kontext schließt simulierte, Echtzeit-, oder zeitnahe Umwelten ein wie Chat-Räume, E-Mail, Videokonferenzen oder Radioübertragungen; Fernüberwachung durch drahtlose Sensoren und computergestützte Datenerhebung.

Wechselbeziehung/Interdependenz (interdependence): „Der Verlass der Menschen untereinander als natürliche Folge des Lebens in Gruppen" (Christiansen & Townsend, 2010, S. 419). „Interdependenz erzeugt ein Gefühl von sozialer Inklusion, gegenseitiger Hilfe und moralischem Einstandspflicht und Verantwortung, Unterschiede anzuerkennen und zu unterstützen" (Christiansen & Townsend, 2010, S. 187).

Wellness (wellness). „Wahrnehmung von und Verantwortlichkeit für psychisches und physisches Wohlbefinden, weil dies zur allgemeinen Zufriedenheit mit der eigenen Lebenssituation beiträgt" (Boyt Schell et al., 2014a, S. 1243).

Werte (values): Erworbene, aus der Kultur abgeleitete Überzeugungen und Selbstverpflichtungen, was gut, richtig und wichtig zu tun ist (Kielhofner, 2008); Prinzipien, Standards oder Qualität, die als lohnend oder wünschenswert von dem Klienten angesehen werden, der sie vertritt (Moyers & Dale, 2007).

Wohlbefinden (well-being): Allgemeiner Begriff für den gesamten menschlichen Lebensbereich mit physischen, mentalen und sozialen Aspekten (WHO, 2006, S. 211).

Zeitlicher Kontext (temporal context). Das Zeiterleben, wie es durch Beteiligung an Betätigungen geformt wird. Die zeitlichen Aspekte von Betätigung, die „zum Muster täglicher Betätigungen beitragen", schließen „Rhythmus ... Tempo ... Synchronisation ... Dauer ... und Sequenz" ein (Larson & Zemke, 2003, S. 82; Zemke, 2004, S. 610). Zum zeitlichen Kontext gehören Lebensstadium, Tages- oder Jahreszeit, Dauer und Rhythmus von Aktivität und die Vorgeschichte.

Ziel (goal): Messbares und bedeutungsvolles, betätigungsbasiertes lang- oder kurzfristiges Ziel, unmittelbar bezogen auf die Fähigkeiten und Bedürfnisse des Klienten, sich an erwünschten Betätigungen zu beteiligen (AOTA, 2013a, S. 35).

Literaturhinweise zum Glossar

American Occupational Therapy Association. (2002a). Broadening the construct of independence [Position Paper]. *American Journal of Occupational Therapy, 56,* 660. http://dx.doi.org/10.5014/ajot.56.6.660

American Occupational Therapy Association. (2010). Standards of practice for occupational therapy. *American Journal of Occupational Therapy, 64*(Suppl.), S106–S111. http://dx.doi.org/10.5014/ajot.2010.64S106

American Occupational Therapy Association. (2011). *Definition of occupational therapy practice for the AOTA Model Practice Act.* Retrieved from http://www.aota.org/~/media/Corporate/Files/ Advocacy/State/Resources /PracticeAct/Model%20 Definition%20of%20OT%20Practice%20 %20Adopted%20 41411.ashx

American Occupational Therapy Association. (2013b). Occupational therapy in the promotion of health and well-being. *American Journal of Occupational Therapy, 67*(Suppl.), S47–S59. http://dx.doi.org/10.5014/ajot.2013.67S47

Bedell, G.M. (2012). Measurement of social participation. In V. Anderson & M.H. Beauchamp (Eds.), *Developmental social neuroscience and childhood brain insult: Theory and practice* (pp. 184–206). New York: Guilford Press.

Boyt Schell, B.A., Gillen, G., & Scaffa, M. (2014a). Glossary. In B.A. Boyt Schell, G. Gillen, & M. Scaffa (Eds.), *Willard and Spackman's occupational therapy* (12th ed., pp. 1229–1243). Philadelphia: Lippincott Williams & Wilkins.

Christiansen, C.H., & Hammecker, C.L. (2001). Self care. In B.R. Bonder & M.B. Wagner (Eds.), *Functional performance in older adults* (pp. 155–175). Philadelphia: F.A. Davis.

Christiansen, C.H., & Townsend, E.A. (2010). *Introduction to occupation: The art and science of living* (2nd ed.). Cranbury, NJ: Pearson Education.

Crepeau, E. (2003). Analyzing occupation and activity: A way of thinking about occupational performance. In E. Crepeau, E. Cohn, & B.A. Boyt Schell (Eds.), *Willard and Spackman's occupational therapy* (10th ed., pp. 189–198). Philadelphia: Lippincott Williams & Wilkins.

Dickie, V., Cutchin, M., & Humphry, R. (2006). Occupation as transactional experience: A critique of individualism in occupational science. *Journal of Occupational Science, 13,* 83–93. http://dx.doi.org/10.1080/14427591.2006.9686573

Dunn, W. (2000). Habit: What's the brain got to do with it? *OTJR: Occupation, Participation and Health, 20*(Suppl. 1), 6S–20S.

Fiese, B.H. (2007). Routines and rituals: Opportunities for participation in family health. *OTJR: Occupation, Participation and Health, 27,* 41S–49S.

Fiese, B.H., Tomcho, T.J., Douglas, M., Josephs, K., Poltrock, S., & Baker, T. (2002). A review of 50 years of research on naturally occurring family routines and rituals: Cause for celebration. *Journal of Family Psychology, 16,* 381–390. http://dx.doi.org/10.1037/0893-3200.16.4.381

Fisher, A.G., & Griswold, L.A. (2014). Performance skills: Implementing performance analyses to evaluate quality of occupational performance. In B.A. Boyt Schell, G. Gillen, & M. Scaffa (Eds.), *Willard and Spackman's occupational therapy* (12th ed., pp. 249–264). Philadelphia: Lippincott Williams & Wilkins.

Gillen, G., & Boyt Schell, B.A. (2014). Introduction to evaluation, intervention, and outcomes for occupations. In B.A. Boyt Schell, G. Gillen, & M. Scaffa (Eds.), *Willard and Spackman's occupational therapy* (12th ed., pp. 606–609). Philadelphia: Lippincott Williams & Wilkins.

James, A.B. (2008). Restoring the role of independent person. In M.V. Radomski & C.A. Trombly Latham (Eds.), *Occupational therapy for physical dysfunction* (pp. 774–816). Philadelphia: Lippincott Williams & Wilkins.

Kielhofner, G. (2008). *The model of human occupation: Theory and application* (4th ed.). Philadelphia: Lippincott Williams & Wilkins.

Larson, E., & Zemke, R. (2003). Shaping the temporal patterns of our lives: The social coordination of occupation. *Journal of Occupational Science, 10,* 80–89. http://dx.doi.org/10.1080/14427591.2003.9686514

Law, M., Cooper, B., Strong, S., Stewart, D., Rigby, P., & Letts, L. (1996). Person-Environment-Occupation Model: A transactive approach to occupational performance. *Canadian Journal of Occupational Therapy, 63,* 9–23. http://dx.doi.org/10.1177/000841749606300103

Magasi, S., & Hammel, J. (2004). Social support and social network mobilization in African American woman who have experienced strokes. *Disability Studies Quarterly, 24*(4). Retrieved from http://dsq-sds.org/article/view/878/1053

Moyers, P.A., & Dale, L.M. (2007). *The guide to occupational therapy practice* (2nd ed.). Bethesda, MD: AOTA Press.

Parham, L.D., & Fazio, L.S. (Eds.). (1997). *Play in occupational therapy for children.* St. Louis, MO: Mosby.

Puchalski, C., Ferrell, B., Virani, R., Otis-Green, S., Baird, P., Bull, J., Sulmasy, D. (2009). Improving the quality of spiritual care as a dimension of palliative care: The report of the Consensus Conference. *Journal of Palliative Medicine, 12,* 885–904. http://dx.doi.org/10.1089/jpm.2009.0142

Radomski, M.V. (1995). There is more to life than putting on your pants. *American Journal of Occupational Therapy, 49,* 487–490. http://dx.doi.org/10.5014/ajot.49.6.487

Segal, R. (2004). Family routines and rituals: A context for occupational therapy interventions. *American Journal of Occupational Therapy, 58,* 499–508. http://dx.doi.org/10.5014/ajot.58.5.499

Townsend, E., & Wilcock, A.A. (2004). Occupational justice and client-centred practice: A dialogue in progress. *Canadian Journal of Occupational Therapy, 71,* 75–87. http://dx.doi.org/10.1177/000841740407100203

World Health Organization. (1986, November 21). *The Ottawa Charter for Health Promotion (First International Conference on Health Promotion, Ottawa).* Retrieved from http://www.who.int/healthpromotion/conferences/previous/ottawa/en/print.html

World Health Organization. (2001). *International classification of functioning, disability and health.* Geneva: Author.

World Health Organization. (2006). *Constitution of the World Health Organization* (45th ed.). Retrieved from http://www.afro.who.int/index.php?option=com_docman&task=doc_download&gid=19&Itemid=2111WHO 2006

Zemke, R. (2004). Time, space, and the kaleidoscopes of occupation (Eleanor Clarke Slagle Lecture). *American Journal of Occupational Therapy, 58,* 608–620. http://dx.doi.org/10.5014/ajot.58.6.608

Personenindex

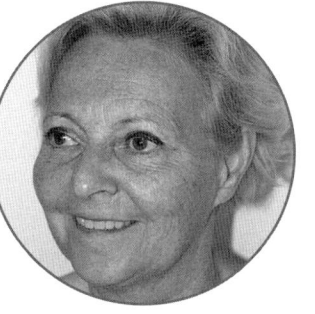

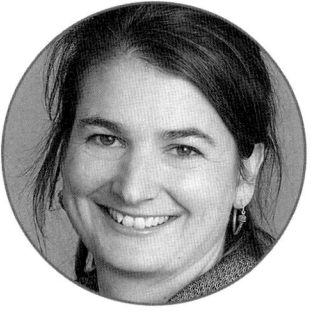

Die internationale Stimme der Ergotherapie – Mieke le Granse ist Herausgeberin der *Leitlinien der Ergotherapie*

Mieke le Granse hat einen Master in Didaktik und den European Master of Science in Occupational Therapy. Nach ihrer beruflichen Tätigkeit als Ergotherapeutin in der Psychiatrie kam sie als Dozentin an die Zuyd Hochschule in Heerlen. Dort war sie von 1999 bis 2017 Koordinatorin der deutschsprachigen Bachelor-Studiengänge für deutsche Ergotherapeuten. Im Laufe der Zeit hat sie viel publiziert, national und international. Sie ist Mitherausgeberin und Autorin des niederländischen Buches „Grundlagen der Ergotherapie" und Mitherausgeberin der wissenschaftlichen Zeitschrift „ergoscience", des Weiteren ist sie Reviewer bei verschiedenen internationalen Zeitschriften der Ergotherapie. Wegen ihres herausragenden Engagements für die Ergotherapie ist sie Ehrenmitglied des deutschen wie auch des niederländischen Verbands der Ergotherapeutinnen. Für die Niederlande ist sie seit 2010 Delegierte des *World Federation of Occupational Therapists (WFOT)* und damit die internationale Stimme der Ergotherapie.

Kim Roos, MSc OT

Kim Roos ist die Übersetzerin der Leitlinie „Menschen mit schweren psychischen Erkrankungen", absolvierte das Grundstudium in Heerlen, Niederlande, und erlangte Arbeitserfahrung in den Niederlanden, Deutschland und in der Schweiz in unterschiedlichen psychiatrischen Bereichen. Seit 2009 ist Kim Roos an der zhaw (Zürcher Hochschule für angewandte Wissenschaft) für Lehre und Forschung angestellt, wo unterschiedliche Gesichtspunkte von ergotherapeutischer Behandlung bei psychiatrischen Einschränkungen Gegenstand sind. Neben zahlreicher Begleitung von Studierendenprojekten in diesem Gebiet ist sie Vertreterin des Schweizerischen Berufsverbands (EVS/ASE) für Ergotherapie in Katastrophen- und Flüchtlingshilfe und leitet aktuell ein internationales Forschungsprojekt über ergotherapeutische Gruppentherapie.